四肢关节疾病的
康复治疗

翟文亮　陈　慧　郑佳鹏　黄雪娟　主　编

SIZHI GUANJIE JIBING DE
KANGFU ZHILIAO

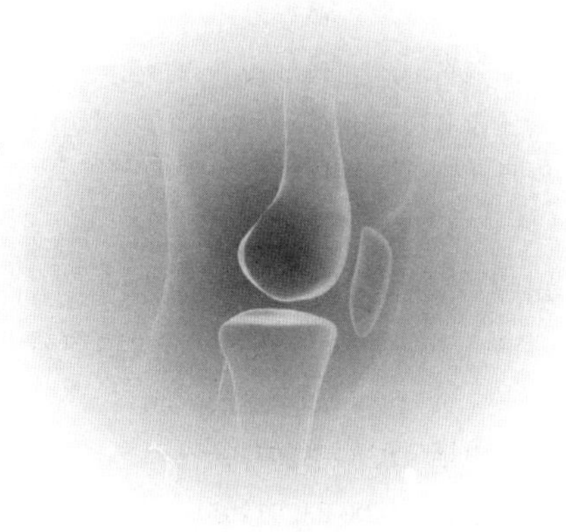

电子科技大学出版社
University of Electronic Science and Technology of China Press
·成都·

图书在版编目(CIP)数据

四肢关节疾病的康复治疗 / 翟文亮等主编. -- 成都 :
成都电子科大出版社, 2025. 7. -- ISBN 978-7-5770
-1679-5

Ⅰ. R684.09

中国国家版本馆CIP数据核字第2025Q1N235号

四肢关节疾病的康复治疗

翟文亮　陈　慧　郑佳鹏　黄雪娟　主编

策划编辑　卢　莉
责任编辑　卢　莉
责任校对　李燕芩
责任印制　段晓静

出版发行　电子科技大学出版社
　　　　　成都市一环路东一段159号电子信息产业大厦九楼　邮编　610051
主　　页　www.uestcp.com.cn
服务电话　028-83203399
邮购电话　028-83201495

印　　刷　成都市火炬印务有限公司
成品尺寸　185 mm×260 mm
印　　张　9.75
字　　数　230千字
版　　次　2025年7月第1版
印　　次　2025年7月第1次印刷
书　　号　ISBN 978-7-5770-1679-5
定　　价　52.00元

编 委 会

主　编： 翟文亮　陈　慧　郑佳鹏　黄雪娟

副主编： 邓辉云　肖　棋　何明长　于忠英

江惠祥　王艺敏　张英梅　阮斌铃

参　编：（按姓氏笔画排序）

冯国栋　伊晓瑜　吴清泉　张靖杰

陈小珊　陈建水　郑丽霞　黄连水

黄晓红　缪建云

前　言

在当今时代，随着我国人口老龄化程度的不断加深和人们生活方式的日益多样化，四肢关节疾病已成为影响人们健康与生活质量的重要因素之一。肩、髋、膝、踝等关节作为人体运动系统的关键组成部分，承担着支撑身体和协调运动的重要功能。然而，关节损伤、骨折、骨病、慢性劳损以及骨质疏松等病症的发生，不仅给患者带来剧烈的疼痛，还导致关节功能受限，严重影响其日常活动能力，甚至引发一系列并发症。在医疗领域，尽管四肢关节疾病的治疗已取得诸多进展，但康复治疗环节仍存在不足。有效的康复治疗能够促进关节功能的恢复，预防并发症的发生，帮助患者尽快回归正常生活与工作，具有不可替代的重要价值。

本书是一部专注于四肢主要关节疾病康复治疗的书籍。书中首先讲述了肩关节的损伤与脱位、骨折与骨病的康复策略；其次，重点讨论了髋关节股骨头坏死、软组织损伤及置换术后的康复路径；再次，在膝关节部分，不仅分析了损伤与脱位、髌骨关节疾患与慢性劳损性疾病的康复方案，还详细阐述了膝关节损伤术后的康复流程；最后，针对踝、足关节的损伤与脱位以及踝关节损伤术后的康复进行了深入探讨。此外，书中还特别关注骨质疏松症这一导致关节疼痛的重要因素，提供了科学的康复疗法，旨在为医疗专业人士提供一份详尽、实用的四肢关节疾病康复治疗指南。

本书编写分工如下：何明长、黄雪娟编写第一章第一节，肖棋、陈小珊编写第一章第二节，翟文亮、江惠祥、张英梅编写第二章第一节，吴清泉、冯国栋编写第二章第二节，郑佳鹏、王艺敏、陈建水编写第三章第一节，黄连水、郑丽霞编写第三章第二节，缪建云、黄晓红编写第三章第三节，邓辉云、阮斌铃编写第四章第一节，张靖杰编写第四章第二节，陈慧、于忠英编写第五章第一节，江惠祥、伊晓瑜编写第五章第二节。全书由黄雪娟完成统稿。

在编写本书的过程中，编者参考和借鉴了一些专家学者的书籍和论文，在此特向他们表示感谢。由于编者水平有限，书中疏漏之处在所难免，欢迎广大读者批评指正。

目　录

第一章　肩关节疾病康复治疗 ……1

第一节　肩关节损伤与脱位 ……1

第二节　肩关节骨折与骨病的康复 ……13

第二章　髋关节疾病康复治疗 ……28

第一节　股骨头坏死 ……28

第二节　髋关节软组织损伤以及置换后的康复 ……50

第三章　膝关节疾病康复治疗 ……65

第一节　膝关节损伤与脱位 ……65

第二节　髌骨关节疾患与慢性劳损性疾病 ……82

第三节　膝关节损伤术后的康复 ……91

第四章　踝、足关节疾病康复治疗 ……99

第一节　踝、足关节损伤与脱位 ……99

第二节　踝关节切开复位内固定术后康复 ……110

第五章　骨质疏松与关节疼痛护理 ……115

第一节　骨质疏松症的康复疗法 ……115

第二节　关节疾病疼痛的护理 ……135

参考文献 ……145

第一章　肩关节疾病康复治疗

第一节　肩关节损伤与脱位

一、肩部骨折

肩部是上肢与躯干的连接部位，是上肢功能活动的结构基础。其主要由肩胛骨、锁骨和肱骨上端组成，并由韧带、关节囊和肌肉相互连接，形成肩部的四个关节：盂肱关节、肩锁关节、肩胸关节及肩胛胸壁关节。肩关节为全身最灵活的球窝关节，可做屈、伸、收、展、旋转及环转运动，由于活动范围较大，容易受到损伤。

（一）肩胛骨骨折

1. 概述

由于肩胛骨自身的解剖特点，其骨折在临床上相对少见，通常只有在遭受高能量暴力的情况下才会发生，肩胛骨骨折占肩部骨折的3%～5%，占全身骨折的0.5%～1.0%。

2. 损伤机制及分型

肩胛骨骨折多为高能量损伤。Zdravkovic-Damholt分型是肩胛骨骨折常用的分型系统。该系统将肩胛骨骨折分为：Ⅰ型，体部骨折；Ⅱ型，骨突部骨折；Ⅲ型，肩胛骨外上部位的骨折，包括肩胛颈和肩盂的骨折。

3. 临床表现

肩胛骨骨折后，患者可出现肩背部疼痛和肿胀和肩关节活动障碍。查体可见肩胛部肿胀、局部压痛、肩关节活动障碍、外展受限，因此有假性肩袖损伤的特征。同时检查有无肋骨骨折、血气胸、腋神经损伤等。

4. 相关检查

（1）X线检查

X线检查包括肩胛骨特殊位置照片。但由于肩胛骨的特殊形态及位置，X线片对骨折发现率并不高。

（2）CT检查

对于复杂的肩胛骨骨折，尤其是涉及肩胛盂、肩胛颈的骨折，三维CT重建对治疗非常重要。CT三维重建可以对骨折做出准确分型，为制定治疗方案、手术入路及为内固定的选择提供可靠的依据。

（3）MRI检查

MRI检查可以判断是否存在喙肩韧带的损伤。

5. 治疗

（1）非手术治疗

非手术治疗适用于部分青壮年肩胛骨骨折、骨折移位小的稳定性骨折。治疗方法是使用三角巾悬吊3～4周后，开始早期肩关节功能康复锻炼。

（2）手术治疗

手术治疗适用于以下情况。

移位为5～8 mm的肩峰骨折，下陷畸形，妨碍肩峰下关节活动。

移位大于8 mm的肩胛骨骨折，影响功能。

喙突骨折压迫神经血管束或存在喙肩、喙锁韧带损伤。

肩胛颈骨折横断面或冠状面上成角畸形，角度大于40°，骨折移位大于10 mm。

粉碎性肩胛骨骨折或肩胛骨体部外缘骨折刺入盂肱关节。

盂缘骨折合并肱骨头脱位，有肩关节失稳，骨折移位大于10 mm。

盂窝骨折累及盂窝前部1/4或后部3/4，关节面阶梯移位在3 mm以上。

手术方式包括切开复位、内固定，同时修复损伤、断裂的韧带。固定方式根据患者骨折的具体特点、部位、年龄等选择异型钢板、重建钢板、螺钉或克氏针等。

（二）锁骨远端骨折

1. 概述

锁骨远端骨折是一种常见的肩部骨折，多为直接损伤。骨折占锁骨骨折的12%～15%，占全身骨折脱位的4.4%～5.9%。锁骨远端骨折往往伴有喙锁韧带断裂，骨折近端受斜方肌和胸锁乳突肌的牵拉向后上方移位，骨折远端受上肢重力的牵引向下移位，使得骨折断端分离。锁骨远端骨折为不稳定骨折，治疗棘手，骨折不愈合的发生率高达30%。

2. 锁骨远端骨折的分型

Neer将锁骨远端骨折分为三型：Ⅰ型，喙锁韧带完整，骨折无明显移位；Ⅱ型，骨折明显移位伴有喙锁韧带断裂；Ⅲ型，骨折累及肩锁关节的关节面。

3. 临床表现

患者骨折后，骨折断端常常发生移位，出现肿胀、疼痛和皮下瘀斑。患者往往对活动肩部感到恐惧，常用健手保护患肢于内收保护体位。通常可触及骨折断端。还应仔细检查上肢的神经功能及供血情况，判断有无血管神经损伤。

4. 相关检查

X线检查包括摄前后位胸片和双侧肩锁关节前后位片、腋位片。通过标准的前后位胸片通常可诊断锁骨骨折和观察骨折移位的程度。胸片应该包括胸锁关节和肩锁关节，还应该包括肱骨近端以及肺尖。对于Ⅲ型锁骨远端骨折，还可以做薄层CT扫描及三维重建，以便更好地显示锁骨后移的程度。

5. 治疗

（1）非手术治疗

对于锁骨远端骨折的Ⅰ型和Ⅱ型损伤，骨折端移位轻微，可以采用非手术治疗。目前认为只需颈腕吊带制动即可，预后良好。

（2）手术治疗

手术治疗适合锁骨远端骨折移位明显伴有肩锁关节脱位者。可选择锁骨钩接骨板固定，以利于肩锁、喙锁韧带及周围软组织愈合。在稳定无张力的环境下修复及进行早期肩关节功能康复锻炼。

（三）肱骨近端骨折

1. 概述

肱骨近端骨折是指肱骨外科颈及其以上部位的骨折，通常波及外科颈、大小结节、解剖颈或肱骨头，部分患者同时发生肱骨头脱位，少数病例合并臂丛神经损伤，国外常称为未解决的骨折（unsolved fracture）。多为直接或间接暴力损伤所致。特别是老年人，由于存在骨质疏松，轻微外力即可导致骨折。肱骨近端骨折占全身骨折的4%～5%，其中有15%是复杂、不稳定骨折，近年来发病率持续升高。

2. 临床表现

患者肩部肿胀、疼痛、功能障碍；伤后24～48小时，胸壁、上肢、肘关节和前臂可出现明显的瘀血；可触及骨擦感。还需要检查胸壁、肋骨骨折，应该注意是否有胸腔内损伤。同时，要仔细检查血管神经，肱骨近端骨折后，邻近的臂丛和腋神经很容易受伤。

3. 相关检查

肱骨近端骨折的影像学检查包括肱骨前后位、侧位和腋位。X线片可以清楚地显示骨折情况。有时需要轻轻外展患肢并在拍片时有人扶住患肢确保其处于正确位置。

CT扫描和三维重建可以获得更加详细的骨折信息。磁共振成像（MRI）很少用于肱骨近端骨折的评估，但可以帮助了解相关的软组织损伤情况和创伤后早期的骨坏死。

4. 治疗

（1）非手术治疗

非手术治疗适用于无移位或轻度移位的肱骨近端骨折。对儿童和老年人的肱骨近端骨折，尤其是合并骨质疏松患者，多数学者主张先行保守治疗。治疗的方法有闭合复位夹板外固定、三角巾悬吊、骨牵引、肩人字石膏固定、外展支架固定等。早期开始肩关节功能康复锻炼。

（2）手术治疗

移位明显的骨折，如无其他禁忌证，应采取手术治疗。

①闭合复位、经皮克氏针固定术。

闭合复位或利用钢针撬拨复位，对肱骨头血供干扰小，肱骨头坏死率较低。骨折复位后可采用经皮克氏针固定术或外固定架固定术，具有并发症少、康复期短等优点。

②髓内钉固定。

肱骨近端交锁髓内钉可增加骨内固定物的接触表面，从而减少骨小梁劳损。髓内针固定肱骨近端骨折可分为单针固定和多针固定，前者有Polarus钉、Sirus钉，后者包括U形钉、J形钉。

③接骨板螺钉内固定。

肱骨近端锁定接骨板固定是近年来肱骨近端骨折治疗的一大进步。适用于骨质疏松性骨折，且接骨板四周的缝合孔可穿过环扎钢丝或缝合线，吸收旋转肩袖的张力，从而保证复杂骨折的初始高稳定性，以便早期活动。

④人工肩关节置换。

肩关节置换术包括半肩关节置换术和全肩关节置换术。人工肱骨头置换术在肱骨近端新鲜骨折中的应用指征是：老年肱骨头粉碎性骨折，Neer四部分骨折并脱位，部分有骨质疏松和小肱骨头骨折片的老年三部分骨折并脱位，老年关节面骨折累及40%～50%；部分解剖颈骨折内固定无法使用。全肩关节置换适用于骨折之前存在肩关节退行性变化、关节盂磨损或发育不良以及其他适用于肱骨头置换术的骨折。

二、肩锁关节与胸锁关节脱位

（一）肩锁关节脱位

1. 概述

肩锁关节脱位是肩部常见损伤之一，多由直接暴力所致。肩锁关节脱位约占肩部损伤的12%，肩锁关节脱位发生率占所有骨折脱位的4.00%～5.98%。男性发病是女性的5～10倍。年龄＜30岁者占多数，其中大部分是轻度损伤和半脱位。

肩锁关节由锁骨的外侧面与肩峰的内侧面构成滑膜关节，是上肢与躯干之间的一个重要连接点，对肩胛骨和上肢起支撑作用。纤维关节囊、肩锁韧带、喙锁韧带及其周围附着的三角肌和斜方肌的部分腱性组织参与维持肩锁关节的稳定，关节运动主要依靠周围肌肉的收缩来完成。肩锁关节脱位可导致关节周围韧带不同程度的损伤、断裂，导致关节不稳。

2. 分型

根据影像学上锁骨相对于肩峰移位程度及肩锁关节和喙锁韧带撕裂的程度，肩锁关节脱位采用Rockwood等分型方法：Ⅰ型，肩锁关节韧带损伤，肩锁关节完整，喙锁韧带完整；Ⅱ型，肩锁关节破坏，关节间隙增大，喙锁韧带损伤，喙锁间隙轻度增宽；Ⅲ型，肩锁关节韧带破坏，肩锁关节脱位，喙锁韧带破坏，喙锁间隙大于正常肩关节的25%～100%；Ⅳ型，肩锁韧带破坏，喙锁韧带完全破坏，肩锁关节脱位并伴有锁骨向后移位进入或者穿透斜方肌；Ⅴ型，肩锁关节韧带破坏，喙锁韧带破坏，肩锁关节脱位，三角肌和斜方肌与锁骨远端分离；Ⅵ型，肩锁关节韧带破坏，喙锁韧带破坏，肩锁关节脱位，锁骨向肩峰或喙突的下方移位，喙锁间隙变小或者发生倒转，三角肌和斜方肌与锁骨远端分离。

3. 临床表现

患者常常有明确的外伤史，直接暴力可使肩部受力区出现擦伤、挫伤和肿胀。肩锁骨关节脱位查体可以发现肩锁关节处有轻度肿胀与压痛。对于Ⅲ型以上的损伤，患者往往会用手托住伤侧肘部避免上肢晃动加重疼痛，显露双肩可以发现患侧肩部低于健侧肩部而锁骨远端却明显突起，与对侧相比较，锁骨外侧端比较高，用力按压有弹性感觉，严重者喙锁间隙也可以出现疼痛、压痛和肿胀。

4. 相关检查

肩锁关节X线检查包括：双侧肩锁关节前后位片、腋位片及Zanca斜位片，特殊情况时可拍摄应力X线片。Ⅳ型肩锁关节脱位损伤时做CT检查可以更好地显示锁骨后移的程度。

5. 治疗

（1）非手术治疗

对于Rockwood Ⅰ、Ⅱ型损伤，可以采用保守治疗。最常见的方式是简单止痛，局部冰敷治疗，舒适宽阔的胸颈吊带悬吊可减少上肢下垂而减轻症状。损伤之后的前8～12周应该避免对抗性体育活动及举重等，伤后6个月肩关节部位可能仍有疼痛等不适。对这些患者，如果损伤后3个月仍有持续的明显疼痛，则应该考虑手术治疗。RockwoodⅢ型肩锁关节脱位，复位后用胶布固定或石膏带固定。但这种方法容易发生皮肤压疮等并发症，许多患者难以忍受。

（2）手术治疗

对Rockwood分型Ⅳ、Ⅴ、Ⅵ型损伤目前多主张手术治疗。肩锁关节脱位手术要考虑如下几个原则。

①肩锁关节达到精确复位，恢复锁骨外侧端关节表面的垂直与水平稳定。

②修复或者使用自体（局部的或远处的）/异体韧带替代撕脱的韧带，尽可能达到原有的生物力学形态。

③在损伤的韧带牢固愈合之前，复位及重建的韧带必须有足够的稳定性，以免再移位；

④一旦修复或重建的韧带牢固愈合，坚强的内植物或暂时性的稳定装置应该尽早去除，不然会断裂、松动或产生肩关节僵硬。手术时机：损伤后2周内复位容易，撕裂的韧带常常能直接修复。

（二）胸锁关节脱位

1. 概述

胸锁关节脱位临床罕见，在所有外伤性关节脱位中少于1%，创伤性胸锁关节脱位约占肩部损伤的5%，多由高能量直接暴力或间接暴力所致。胸锁关节前后脱位发生率比例为3∶20。向后脱出的锁骨内端压迫上纵隔内重要组织器官可导致呼吸困难、臂丛神经损伤及大血管损伤等并发症，因此对胸锁关节后脱位的早期诊断和早期有效治疗至关重要。

2. 临床表现

胸锁关节脱位后局部肿胀及疼痛明显，患者多主诉胸锁关节处疼痛及上肢活动受限。查体时可见前脱位患者胸锁关节处有前凸畸形，可触及向前脱位的锁骨头；后脱位患者可触及胸锁关节前侧有空虚感。

3. 相关检查

影像学检查主要包括X线检查、CT检查，但是正位X线片由于结构重叠而难以清楚地显示胸锁关节，易导致漏诊或延迟诊断，多数骨科医师认为怀疑胸锁关节损伤时应行CT检查。CT不仅能明确锁骨有无脱位以及脱位方向，还可观察该区域重要的神经血管有无受压。

4. 治疗

胸锁关节脱位临床诊断并不复杂，但常合并其他损伤，容易被漏诊，从而延误治疗时机导致陈旧性脱位，引起局部疼痛不适甚至上肢活动障碍。胸锁关节脱位治疗的基本原则是：复位、固定及康复锻炼。对于胸锁关节脱位的治疗，早期临床倾向于以保守治疗为主，胸锁关节脱位虽然容易复位，但固定困难，保守治疗失败率较高，目前多倾向于行手术治疗。

（1）非手术治疗

非手术方式适用于无压迫症状的创伤性胸锁关节脱位早期治疗。

（2）手术治疗

手术治疗适用于胸锁关节脱位不能进行手法复位或复位后无法维持固定者，后脱位压迫胸骨后方重要组织器官导致呼吸困难、声嘶及大血管功能障碍等严重并发症者，非手术治疗后发生习惯性脱位、持续性疼痛并致功能障碍者，存在小片骨折复位后不易维持关节的对合关系者。胸锁关节脱位的手术治疗多种多样，其基本原则为：术中准确复位恢复胸锁关节及其周围韧带结构并采用合适的内固定方式以达到胸锁关节的牢固固定。

三、肩关节脱位与骨折脱位

1. 概述

肩关节脱位是成人全身关节脱位中最常见的疾病，约占四肢大关节脱位的40%。肩关节脱位多发于青壮年，男性多于女性。

2. 脱位机制

肩关节由肱骨与肩胛骨关节盂构成，关节盂小而浅，而肱骨头大，它们之间只有1/4～1/3的接触面，因此具有关节活动度大、关节盂浅的特点，而且关节囊的下壁最为薄弱，肩关节囊薄弱而松弛，肱骨头容易从此滑出，所以在大关节脱位中所占比例较大。肩关节周围肌肉组织的相互作用是维持肩关节稳定的主要原因。肩关节的稳定性取决于肩袖、关节盂、盂唇、盂肱韧带及关节囊的完整性，它们发生变异或损伤往往会导致肩关节不稳定。损伤稳定结构中的任何一部分，均可导致肩关节不稳定。

3. 分型

肩关节脱位根据脱位后肱骨头所处位置不同，可分为以下几种类型。

（1）肩关节前脱位

脱位后肱骨头位于肩胛盂或喙突的前下方，占所有肩关节脱位的85%～95%。肱骨头根据肱骨头前脱位所处位置又分盂下型、喙突下型和锁骨下型。

（2）肩关节后脱位

肱骨头在肩胛盂后的肩峰下或肩胛冈下，在脱位过程中常发生肩胛骨关节盂后缘盂唇软骨损伤或骨折。临床较为少见，发病率不到5%。根据肱骨头脱出后的位置，肩关节后脱位可分为以下三型：

盂下型：肱骨头位于关节盂下方，此类少见（如图1-1所示）；

冈下型：肱骨头位于肩胛冈下，也比较少见；

肩峰下型：肱骨头位于肩峰下方，关节面朝后，位于肩胛盂后方，此类最常见。

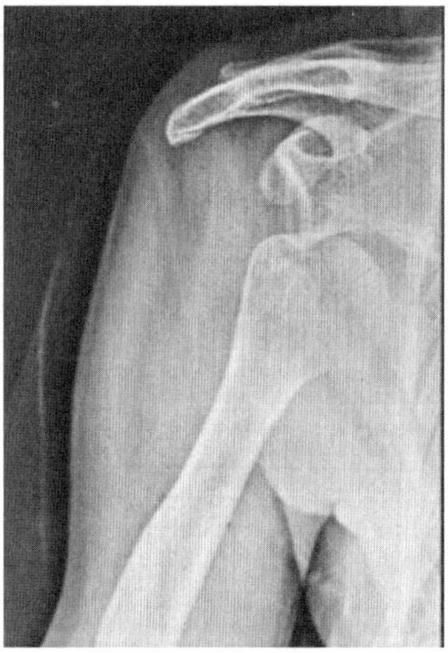

图1-1　X线示：肱骨头处于肩关节盂唇下方

（3）肩关节脱位伴肱骨近端骨折的临床分型

Ⅰ型，无移位或轻度移位，肱骨大结节骨折、肱骨小结节骨折、肱骨外科颈骨折三项中任意一项伴肩关节脱位；Ⅱ型，移位小于1 cm或成角小于5°，肱骨大结节骨折、肱骨小结节骨折、肱骨外科颈骨折三项中任意一项伴肩关节脱位；Ⅲ型，移位大于1 cm、成角大于5°、完全移位、粉碎性、旋转大于45°、肱骨头翻转移位中任意一项或一项以上，肱骨大结节骨、肱骨小结节骨折、肱骨外科颈骨折三项中任意两项或两项以上伴肩关节脱位。

4. 临床表现

（1）肩关节前脱位

患者表现为疼痛、畸形及方肩畸形，拒绝上臂进一步的内收或内旋动作，即Dugas征阳性。X线检查可见肱骨头前下脱位（如图1-2所示）。

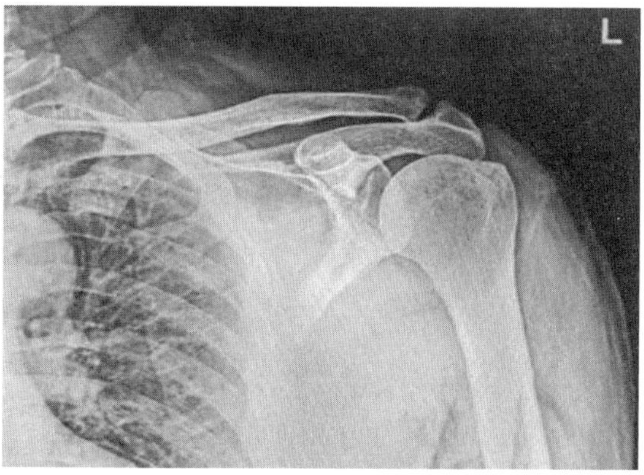

图1-2　X线示：肩关节前下脱位

（2）肩关节后脱位

肩关节后脱位临床表现疼痛较轻，不如前脱位剧烈。患侧上臂常处于内旋、外展和前屈位，且常用健侧手握住患肢牵向胸前，使患肩向健侧倾斜。可无方肩畸形，喙突处异常突起，而肩前侧平坦，肩峰后下方隆起并可触及脱位的肱骨头形态。患肩外旋严重障碍。体检时屈肘90°做肩外旋，常旋至中立位时很难继续外旋。X线检查及CT检查可见肱骨头后脱位（如图1-3所示）。

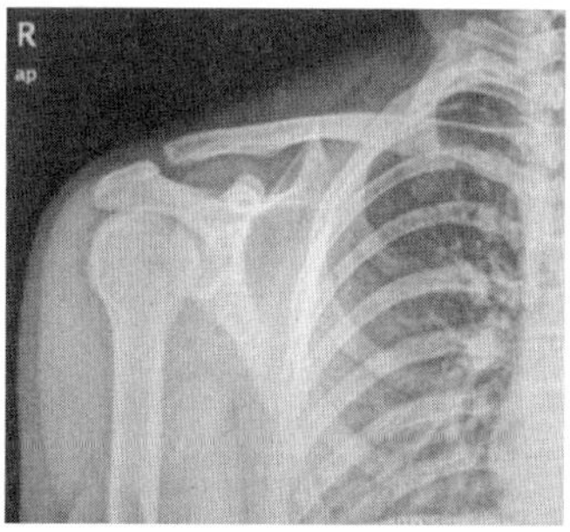

图1-3　X线示：肩关节后脱位，肱骨头呈“灯泡”状

（3）肱骨近端骨折伴肩关节脱位

肱骨近端骨折伴肩关节脱位在临床上较为常见。创伤后肩关节疼痛、肿胀，畸

形，可有方肩及肩关节弹性固定，拍肩峰下有空虚感，拍摄肩关节正位片及斜位片即可明确诊断，必要时可做CT检查以了解骨折块的大小及移位情况。

5. 相关检查

X线检查不仅可以明确脱位类型，而且有助于了解是否伴有骨折、骨性缺损、盂缘磨损等。X线检查常拍摄前后位、侧方穿胸位和腋窝位X线片。上臂内旋50°～80°时拍片，可以发现肱骨头后外侧有无骨折凹陷。有时由于患肢的疼痛和肌肉痉挛，无法进行腋窝位摄片，也可以采用穿胸位X线检查。正常人肩胛骨外缘与肱骨颈内侧皮质可连续成为一柔顺的抛物线，称为Moloney线，肩关节脱位时该线中断或增宽。

肩关节后脱位时，前后位X线片见肱骨头极度内旋，肩峰下型者肱骨头与肩胛盂后唇重叠影明显减少；肱骨颈不显示，大结节与肱骨头重叠，小结节显示在内侧，肱骨头与大小结节轮廓呈“葫芦”状影。盂下型者肱骨头位于肩胛盂下方，呈内旋位。在穿胸位肩关节侧位X线片上，可见肱骨头移向肩胛盂后方；Moloney线有中断，肩峰下型及冈下型者顶端变尖锐。肩胛骨正位X线片，可见肱骨头与肩胛盂有重叠。

CT扫描能准确地显示出肱骨头脱出的方向、旋转情况与周围结构的关系，以及碎骨块的数量、大小、位置和移位类型。MRI能够进一步显示可能存在的肩袖损伤，对治疗方法的选择更具指导意义，CT检查可见关节盂前下方撕裂，关节镜检查直视下更能发现关节盂唇撕裂。

6. 治疗

（1）非手术治疗

新鲜、单纯性肩关节前脱位、后脱位及Ⅰ型、Ⅱ型肱骨近端骨折伴肩关节脱位的患者都可以考虑非手术治疗，行手法复位。常采用的手法复位方法有Kocher法、手牵足蹬法（Hippocrates法）、Stimson法、牵引推拿法、改良椅背法。

复位后逐步做肩关节的各方向主动活动锻炼，使关节囊内积血或部分关节囊挤出关节腔。腋位肩部X线检查和CT检查显示已复位后，采用胸壁绷带固定，将患肢屈肘60°～90°上臂外展外旋，前臂依附胸前，用纱布棉花放于腋下和肘内侧，以保护皮肤，接着将上臂用绷带固定于胸壁，前臂用颈腕带或三角巾悬吊胸前2～3周。固定可使受伤肌腱、韧带等软组织得到良好的修复。

（2）手术治疗

手术治疗适用于手法复位失败或Ⅲ型肱骨近端骨折伴肩关节脱位者。根据骨折的分型、患者的年龄情况选择适当的内固定方式，包括克氏针和螺丝钉固定，小骨折块可采用张力带钢丝固定，T形接骨板或者肱骨近端解剖型接骨板适用于不稳定的肱外科骨颈骨折，髓内针适用于较稳定的肱骨外科颈骨折。腋丛神经可因为肱骨外科颈骨折向上、向内移位和肱骨头挤压损伤，如神经无断裂可不用手术探查。

（3）复发性肩关节脱位的治疗

复发性肩关节脱位的治疗，首先要区分创伤性脱位与非创伤性脱位。非创伤性脱位以及偶尔发作的创伤性脱位，应该进行观察和肌肉锻炼，包括肩部所有肌肉，特别是肩袖肌群，包括斜方肌、背阔肌、前锯肌、肩胛下肌和胸大肌等。对于频繁发作的肩关节脱位，如果已经影响工作和生活，则应该考虑手术治疗。可以采用的手术方式有：关节囊修补、重叠紧缩关节囊及肩胛下肌、加强及平衡肌力、矫正肩关节盂以及肱骨畸形等，根据手术中的实际情况，采用一种手术方式或者联合使用几种手术方式，其中最常用的是Bankart修复手术。

四、肩袖损伤

1. 临床表现

肩袖损伤多见于40岁以上的患者，特别是重体力劳动者及运动员。早期疼痛呈间歇性，夜间症状加重。在完全性肩袖断裂时，因丧失其对肱骨头的稳定作用，会严重影响肩关节外展功能。慢性损伤患者有肩袖肌群萎缩，若病程超过3个月，则会出现继发性关节挛缩。

查体可有以下特殊体征：①肩坠落体征。②撞击试验，向下压迫肩峰，同时被动上举患肢，如在肩峰下出现疼痛或上举不能时为阳性。撞击试验中局部封闭疼痛消失，关节活动无障碍则撞击征成立；而疼痛部分缓解、关节活动仍有障碍，则可能为冻凝肩。③疼痛弧征，患肢上举60°～120°出现肩前方或肩峰下区疼痛。④肩肱关节内摩擦音，明显的摩擦音多见于肩峰下撞击征，尤其是伴有完全性肩袖断裂者。

2. 分类

肩袖损伤的分类：肩袖撕裂位于关节侧滑囊或者两侧，根据撕裂的厚度可以分为三级撕裂：一级撕裂，撕裂的宽度＜肌腱的1/4，厚度＜3 mm；二级撕裂，宽度＜肌腱的1/2，3 mm＜厚度＜6 mm；三级撕裂，宽度＞肌腱的1/2，厚度＞6 mm。

根据肩袖撕裂大小可以分为四种：肩袖撕裂直径＜1 cm为小撕裂，1～3 cm为中度撕裂，3～5 cm为大撕裂，大于5 cm为巨大撕裂。

根据肩袖撕裂口的形状，还可以分为水平型损伤、水平拉开型损伤、垂直型损伤、垂直+水平型损伤。

3. 相关检查

（1）X线平片及关节造影

X线平片可显示肩袖损伤者肱骨头上移和肱骨大结节畸形，平片诊断肩袖损伤阳性率为78%，特异性为98%。于冈上肌出口位，准确测量肩峰与肱骨头间距（A～H间距），小于5 mm提示有广泛的肩袖撕裂。X线平片检查对该病不具备直接诊断价值，但可作为鉴别诊断依据，是怀疑肩部损伤患者须进行的常规检查。

关节造影：正常情况下肩峰三角肌下滑囊与关节腔不通，如有肩袖撕裂，造影剂自关节内漏入关节周围滑囊，此时肩峰下可见造影剂，为阳性发现。关节造影对肩袖完全撕裂有较高的敏感性，是诊断肩袖损伤的经典方法。但肩关节造影是侵入性检查方法，对部分撕裂及其他软组织结构损伤难以显示，且存在造影剂过敏和关节感染的风险。对没有MRI设备条件的基层医院，肩关节造影不失为一种具有较高准确性和诊断价值的诊断方法，适合在基层医院使用。

（2）超声检查

由于超声检查具有无创、快速、可重复性、操作方便、费用低等优点，目前已成为诊断肩袖损伤和观察疗效、术后随访的常用方法。如患者肩疼痛明显不能做屈曲、伸直运动，或运动范围减小不能保持屈、伸体位，以及肩袖损伤的低回声可以被钙化的异常信号重叠或掩盖等因素均会影响超声对肩袖的检查。

（3）CT断层扫描检查

单独使用CT扫描对肩袖病变的诊断意义不大，CT扫描与关节造影合并使用对肩胛下肌及冈下肌的破裂以及发现并存的病理变化有一定意义。在肩袖广泛性撕裂伴有盂肱关节不稳定时，CT扫描有助于发现肩盂与肱骨头解剖关系的异常及不稳定表现。

（4）MRI检查

MRI可直接显示肩袖损伤部位及相关病理改变。肩袖撕裂后的MRI表现主要在于肩袖的形态和信号异常，还有滑囊周围脂肪层的改变。高场强MRI的出现使其诊断肩袖全层撕裂和局部撕裂的敏感性和特异性均有较大提高。肩关节体检诊断肩袖损伤的敏感度比MRI高，而MRI诊断肩袖损伤的特异度明显高于肩关节体检，且肩袖撕裂越大，MRI的特异性越高。这提示两者结合，更有利于肩袖损伤的诊断。

（5）肩关节镜检查

肩关节镜检查可直接发现肩袖损伤，同时可对损伤进行镜下修复。

4. 治疗

（1）非手术治疗

非手术治疗适用于病程较短（3个月内）、损伤较小者及年龄较大对肩部功能要求不高者。非手术治疗常用的方法包括：休息、肩关节制动2周、中药或口服非甾体抗炎药、外敷活血化瘀、止痛类中药，配合局部痛点封闭、钙化沉淀物抽吸、理疗和肩关节0°位牵引治疗等。统计发现，非手术疗法疗效不佳与肩袖损伤面>1 cm^2、治疗前症状持续超过1年、有显著功能减退这三种因素密切相关。有上述情况的患者应缩短非手术治疗时间，以免延误手术治疗时机；反之，则可采用较长时间保守治疗。

（2）手术治疗

手术治疗适用于经非手术治疗症状无缓解、有明确肩袖损伤、肩关节功能渐进性障碍者。手术目的在于修补撕裂的肩袖面、重建力偶平衡、清除不稳定的撕裂缘、扩大间隙、去除撞击因素等。肩袖撕裂的手术治疗分为开放手术和关节镜下手术。常见的开放手术方法有单纯肩袖修补术、Mclaughlin法、肩袖修复同时行肩峰成形术、三角肌肌瓣转移术及关节镜下手术等。

第二节　肩关节骨折与骨病的康复

一、肩关节骨折的康复治疗

（一）发病原因

1. 直接暴力

暴力直接作用于骨骼某一部位，往往使受伤部位发生骨折，常伴有不同程度的软组织破坏，如摔倒撞击肩膀，于撞击处发生肱骨骨折。

2. 间接暴力

间接暴力作用时通过纵向传导、杠杆作用或扭转作用使远处发生骨折，如从高处跌下后，肘关节或者手直接着地导致肩关节骨折。

3. 积累性劳损

长期、反复、轻微的直接或间接损伤可致肢体某一特定部位骨折。

4. 骨质疏松

长时间制动或者老年人骨密度降低，导致骨质疏松，在突发情况下很容易造成骨折。

（二）临床表现

1. 疼痛肿胀

骨折处疼痛，明显肿胀且伴有压痛和瘀斑，且易扩散到伤肢内侧与胸前，肩部活动功能受限。

2. 畸形

移位骨折多有明显畸形。外展型骨折患者肩部下方稍凹陷，呈外展畸形，但肩部饱满；内收型骨折患者上臂呈内收畸形，有时肩前外侧可触及远骨折端；伸展型骨折患者上臂呈后伸位。

3. 异常活动

肩前下可触及异常骨突，后伸假关节活动明显。屈曲型骨折肩后可触及远端骨性突起，上臂前屈更明显。如患处畸形不明显，肱骨外科颈骨折常为无移位骨折，肿胀轻，但有固定环形压痛线，通过轴向叩击痛、上肢活动功能受限可诊断。

4. 骨擦音或骨擦感

骨折后两骨折端相互摩擦撞击，可产生骨擦音或骨擦感。

5. 辅助检查

X线片可明确诊断，同时可明确头颈旋转、嵌插、成角、前后移位情况，便于明确骨折分型。

（三）常见骨折

肩关节常见骨折为肱骨大结节骨折、肱骨外科颈骨折、肩胛骨骨折、锁骨肩峰端骨折。其中以肱骨大结节骨折、肱骨外科颈骨折最为常见。

（四）康复治疗

在骨折的治疗中，功能锻炼和固定同样重要。骨折整复后，固定只是为骨折愈合创造条件，但患者需要的不仅仅是骨折愈合，更是能及早活动和锻炼有用的肢体，这就需要在医师与治疗师的指导下进行系统的康复锻炼。成功的手术治疗固然重要，但复位和固定的完成并不意味着治疗的终结，术后的系统康复是治疗计划的重要组成部分。

1. 术后早期康复策略

术后早期康复的目的主要是消肿和止痛。

2. 术后中后期康复策略

（1）物理治疗

常见物理治疗包括低频脉冲电疗法、音频电疗法、蜡疗法、红外线疗法、水疗法及水中运动法。低频脉冲电疗法作用于患肢肌肉可起到抑制肌肉萎缩、增强肌力的作用。音频电疗法、蜡疗法能松解粘连，解除肌痉挛。红外线疗法缓解术区疼痛效果好。水疗法及水中运动法是在水中进行各种功能训练，锻炼时可采用温水浴。

（2）运动康复

运动康复的目的是加强去瘀生新、和营续骨的能力，防止肌肉萎缩、关节僵硬及全身并发症，最大限度恢复关节活动的范围和肌力，并在此基础上恢复日常生活能力和工作能力。早期应在医务人员的帮助下，逐渐活动骨折部上下关节。动作应缓慢，活动范围应由小到大。接近临床愈合时，增加活动次数，加大运动幅度和力量。具体方法如下。

①关节活动度练习。恢复伤区关节的活动度通常是患者的首要要求。关节内骨折经长期石膏固定后会后，可能遗留较牢固的关节挛缩粘连，此时可做关节功能牵引，特别是加热牵引。在进行关节活动度练习前做适当的热疗也可增强练习的效果。练习至一定程度如出现进步停顿，应根据实际功能恢复程度采取相应对策，如对日常生活及工作无明显妨碍时，可结束康复疗程，如仍有明显影响，则应考虑施行手术下关节松动术。

②肌力训练。肌力的恢复为运动功能的恢复提供了必要条件，同时亦可恢复关节的稳定性，防止关节继发退行性变。受累的肌肉应按关节运动方向依次进行练习，达到肌力与健康关节相近或相等时为止。

③平衡及协调功能练习。多发骨折和复杂骨折长期固定后受累肌肉范围较广，尤其是老年患者，其平衡力和协调能力本来就较差，故应特别加强这方面的训练，以降低再次摔跤的可能性。

④关节功能牵引。将受累关节近端固定，远端按需要方向用适当重量进行牵引。每次牵引时间为15分钟左右，每日可进行数次，重量以引起可耐受的酸痛而不产生肌肉痉挛为宜。

⑤按摩。手法宜稍重，1次/天，目的是加强血液循环、松解粘连。

二、肩关节骨病的康复治疗

肩关节骨病常见于粘连性关节囊炎、肩峰撞击综合征、肱二头肌长头肌腱炎、喙突炎等。其中以粘连性关节囊炎、肩峰撞击综合征最为常见。

（一）粘连性肩关节囊炎

粘连性肩关节囊炎以肩关节疼痛和活动不便为主要症状的常见病症。早期肩关节呈阵发性疼痛，常因天气变化及劳累而诱发，以后逐渐发展为持续性疼痛，并逐渐加重，肩关节向各个方向的活动均受限，肩关节可有广泛压痛，并向颈部及肘部放射，还可出现不同程度的三角肌萎缩。该病的好发年龄为50岁左右，女性发病率略高于男性，多见于体力劳动者。

1. 发病原因

第一，软组织退行性病变，对各种外力的承受能力减弱是基本诱发因素。

第二，长期过度活动、姿势不良等产生的慢性致伤力是主要的激发因素。

第三，上肢外伤后肩部固定过久，肩周组织继发萎缩、粘连。

第四，肩部急性挫伤、牵拉伤后治疗不当等。

2. 临床表现

（1）肩部疼痛

起初肩部呈阵发性疼痛，多数为慢性发作，以后疼痛逐渐加剧，呈钝痛或刀割样痛，且呈持续性。气候变化或劳累后疼痛加重，疼痛可向颈项及上肢（特别是肘部）扩散。肩部偶然受到碰撞或牵拉时，常可引起撕裂样剧痛。

（2）肩关节活动受限

肩关节向各个方向的活动均受限，以外展、上举、内外旋更为明显。随着病情的发展，由于长期废用而引起关节囊及肩周软组织粘连和肌力逐渐下降，严重时肘关节功能也可受到影响，屈肘时手不能摸到同侧肩部，尤其在手臂后伸时不能完成屈肘动作。

（3）怕冷

不少患者常年用棉垫包肩，即使在暑天，肩部也不敢吹风。

（4）压痛

多数患者在肩关节周围可触及明显的压痛点，压痛点多在肱二头肌长头腱沟、肩峰下滑囊、喙突、冈上肌附着点等处。

（5）肌肉痉挛与萎缩

早期三角肌、冈上肌等肩周围肌肉可出现痉挛，晚期可发生失用性肌萎缩。

（6）辅助检查

①摸口试验。

正常手在肩外展上举时，中指尖可触至对侧口角。根据受限程度可分为：轻度，仅触及对侧耳翼；中度，仅触到顶枕部；重度，达不到顶枕部。

②摸背或肩胛试验。

为肩内收、内旋动作，正常中指尖可经背后触及对侧肩胛下角。根据受限程度可分为：轻度，受限者可屈90°，中指能过背中线；中度，受限者达不到背中线；重度，仅能过同侧腋后线。压痛点可发现在肩前方的喙突外侧肱骨结节间沟、肩峰下及肩峰后，可见冈上肌、冈下肌及三角肌萎缩。

3. 康复治疗

一般主张治疗与功能锻炼同时进行，但是这种功能锻炼以不加重患者疼痛为前提，避免并发症，配合正确的功能活动。

（1）急性期

急性期康复以缓解疼痛为主。

①制动与休息。

减少活动及负重，避免患侧卧位。需用吊带或三角巾等保证肩部的充分静止，应用消炎止痛药和肌松药控制疼痛、缓解肌肉痉挛，配合理疗、针灸、推拿、局部药物封闭治疗等。

②理疗。

理疗以温热疗法为主，主要为超短波、低中频电疗，也可用磁场效应治疗仪或热水袋、湿热毛巾热敷。

（2）康复期

此期以恢复功能为主。

①运动疗法。

运动疗法以运动治疗、功能锻炼为主，配合按摩、推拿和理疗。如每天疼痛时间超过30分钟，不建议进行康复训练。训练时应从手臂向前抬做起。如能做到手向后摸背，说明基本恢复，应以不引起剧痛为限，坚持每天锻炼。

②关节松动术。

关节松动术包括对肩关节各个功能位置的长轴牵引、关节面的分离、关节面的滑动等手法治疗，疗效非常明显。针对肩关节粘连的关节松动术如下。

Ⅰ.盂肱关节。

分离牵引：一般松动，缓解疼痛。患者取仰卧位，治疗者站在患者的患侧，一手托住上臂远端及肘部，另一手四指放在腋窝下肱骨头内侧，拇指放在腋前，向外侧持续推肱骨30 s以上，然后放松，重复3～5次。

长轴牵引：患者取仰卧位，治疗者一手托住腋窝位置，一手放在患者上臂远端及肘部向下牵拉肱骨。

向头侧滑动：患者取仰卧位，双手自然平放。治疗者内侧手在下，外侧手在上，双手托住患者肱骨近端位置，向头部的方向牵拉肱骨。

前屈向足侧滑动：增加肩前屈活动范围。患者仰卧，屈肘使上肢前屈90°，前臂自然下垂。治疗者双手分别从内侧和外侧握住肱骨近端，同时向足的方向牵拉肱骨。

外展向足侧滑动：增加肩外展活动范围。患者取仰卧位（也可取坐位），上肢外展，治疗者一手握住患者肘关节内侧，一只手放在肱骨近端外侧，向足部方向推动肱骨。

前向后滑动：增加肩前屈和内旋活动范围。患者取仰卧位，治疗者双手放在患者的肱骨头和肱骨近端的位置，由前向后转动肱骨。

后向前滑动：增加肩后伸和外旋活动范围。患者取仰卧位，治疗者双手放在患者的肱骨头后面、肩部及肱骨近端前面，由后向前转动肱骨。

外展摆动：外展大于90°时进一步增加外展活动范围。患者取仰卧位，肩外展至活动受限处，屈肘90°，前臂旋前。治疗者一手从肩背部后方穿过，固定肩胛骨，手指放在肩上，以防耸肩的代偿作用。外侧手托住肘部，并使肩稍外旋和后伸，将肱骨在外展终点范围内摆动。

侧方摆动：增加肩水平内收活动范围。患者取仰卧位，上肢前屈90°，屈肘，前臂自然下垂。治疗者一手握住肱骨远端及肘部固定，一手握住肱骨近端内侧并向外侧推动肱骨。

水平内收摆动：增加肩水平内收活动范围。患者取坐位，肩前屈90°，屈肘，前臂旋前，手搭在另一侧肩上。治疗者一手扶住患者肘部，一手拉住患者手指，向斜上方推动。

后向前转动：增加肩内旋活动范围。患者取侧卧位，健侧在下，患侧在上，肩稍内旋，稍屈肘，前臂放在身后。

内旋摆动：患者仰卧，肩外展90°，屈肘90°，前臂旋前。治疗者上方手握住肘窝部固定，下方手握住前臂远端及腕部，将前臂向床面运动，使肩内旋。也可以取坐位，肩外展90°，屈肘90°。治疗者内侧手握住肱骨远端固定，外侧手握住前臂远端及腕部，将前臂向后下摆动，使肩内旋。

外旋摆动：增加肩外旋活动范围。患者取仰卧位，肩外展，屈肘90°。治疗者一手放在肱骨头前面固定肩部并稍向下加压，一手握住前臂远端及腕部，将前臂向床面运动，使肩外旋。

Ⅱ.胸锁关节。

前向后滑动：增加锁骨回缩。患者取仰卧位，治疗者双手拇指置于胸锁关节前端，前向后推动。

上下滑动：增加锁骨上下活动范围。患者仰卧，治疗者双手拇指和食指分别握住胸锁骨位置上下推动。

Ⅲ.肩锁关节。

后向前滑动：增加肩胛骨活动范围。患者取坐位，双手自然下垂，治疗者一手放在肩锁关节末端位置，一手放在肱骨近端位置，向前推动锁骨。

Ⅳ.肩胛胸壁关节。

松动肩胛骨：增加肩胛骨活动性。患者取侧卧位，健侧在下，患侧在上。治疗者外侧手放在患者肩部，内侧手托住肩胛骨下端，松动肩胛骨。

肩关节松动术的注意事项：治疗中应注意患者的治疗反应，轻微疼痛为正常反应。疼痛如果持续24小时没有减轻反而增强，说明治疗强度过大或持续时间过长。治疗疼痛的手法要达到痛点而不超过痛点，治疗僵硬应超过僵硬点。手法要平稳有节奏，持续30秒到1分钟。操作方向可以平行或垂直于治疗平面，如果是分离要垂直于治疗平面，滑动和长轴牵引要平行于治疗平面。

（二）肩撞击综合征

肩峰撞击综合征是指肩部前屈、外展时，肱骨大结节与喙肩弓反复撞击，导致肩峰下滑囊炎症、肩袖组织蜕变，甚至撕裂，引起肩部疼痛、活动障碍，是对单独或混合多样因素引起的肩前方或前外上方疼痛的总称。

1. 发病原因

（1）骨或软组织结构异常

骨或软组织结构异常可造成肩峰下间隙减少、出口部狭窄而发生撞击综合征。

①肩峰形态异常。

导致肩峰下撞击综合征最常见的两种肩峰是弧型肩峰和钩型肩峰。观察肩峰前端，如果成弧状则为弧形肩峰，呈钩状就是钩形肩峰。

②韧带增厚。

喙肩韧带如果增厚，即喙突到肩峰的连线变粗，也会导致肩峰下间隙变窄。

③滑囊增厚。

三角肌滑囊或者肩峰下滑囊增厚，也会导致肩峰下间隙变窄。

④骨赘产生。

使肩峰下间隙变窄，可能位于肩峰位置和喙突，最常见的是肱骨大结节骨赘产生。

（2）肩关节稳定性结构破坏或动力装置失衡

当存在肌肉无力或者肌力不平衡的情况时，会引发骨的运动异常，从而导致肩肱节律异常，并最终造成肩峰撞击综合征的产生。

①肩胛骨上回旋不足。

使肩胛骨上回旋的肌肉无力或与肩胛骨上回旋相拮抗的肌肉力量过大。

②肱骨头向下滑动力量不足。

肩部外展时，三角肌、肱二头肌、肱三头肌提供使肩部外展的力量，这个力量同时使肱骨头在关节盂内向上滚动，而冈下肌、小圆肌、肩胛下肌会使肱骨头在关节盂内向下滑动，如果肱骨头向下滑动的力量不足，那么撞击就可能会产生。

③肱骨向外旋转的力量不足。

肩部外展时伴随肱骨外旋运动，如果外旋不足，肱骨大结节就会与喙肩弓发生撞击。

2. 临床表现

（1）疼痛

肩峰到肱骨大结节位置会产生疼痛，严重者可涉及整个三角肌。

（2）外展受限

肩部外展到一定角度就会受到限制，患者感觉被卡住，这时外旋肱骨就可以继续外展。

（3）肌肉萎缩、肌力下降

肩袖肌群肌力下降，三角肌萎缩。

（4）特殊检查

主要检查试验有前屈试验、内旋试验、逆撞击试验。

①前屈试验。

检查者站于患者背后，一手固定患者肩胛骨，另一手保持肩关节内旋位，使患肢拇指尖向下，然后使患肩前屈过顶，如果诱发疼痛，即为阳性，提示撞击综合征。

②内旋试验。

检查时患者上臂前屈90°，肘屈90°，然后逐渐内旋，终点是患者感到疼痛或者检查者发现患侧肩胛骨旋转，检查过程中患者感到疼痛为阳性，提示肩峰撞击综合征。该试验原理是人为地使肱骨大结节和冈上肌的肌腱从后外方向前内撞击肩峰、喙突、喙肩韧带形成“喙肩弓”。

③逆撞击试验。

患者肩外展至一定角度时肩部产生疼痛，记录外展角度，肩部内收回中立位，检查者用两个手指垂直向下按压肱骨头，再嘱患者外展至其之前的疼痛角度，如果疼痛减轻或者消失，提示肩峰撞击综合征。该试验原理是人为地将肱骨头向下滑动使肩峰下间隙变大。

④Neer征。

患者取坐位，检查者稳住患者肩胛骨的同时，将患肩大幅前举，导致大结节与肩峰相撞击，引起疼痛，尤其是冈上肌损伤往往伴有肩峰下撞击征阳性表现。

3. 康复治疗

治疗前需要分析疾病的发病机制，下面主要针对肩峰撞击综合征的一期与二期来阐述总的治疗原则。如果病因为使肩胛骨上回旋的肌肉萎缩或者无力，那就松解上回旋的肌肉及与之拮抗的肌肉，强化上回旋肌肉力量；如果病因是支配肌肉的神经损伤，那就先处理神经，再处理肌肉；如果肩峰撞击综合征已经达到三期，经保守治疗无效，需采取手术治疗。

（1）撞击征一期

此期采取非手术治疗。早期使用三角巾或吊带制动，在肩峰下间隙注射皮质激素和利多卡因能取得明显止痛效果。口服非甾体类消炎镇痛剂能促进水肿消退、缓解疼痛，同时可应用物理治疗。一般在治疗2周左右症状基本缓解之后开始做肩的功能练习，即向前弯腰，使患臂在三角巾悬吊保护下做肩关节前后、左右方向的摆动运动。3周之后开始练习抬举上臂，初始阶段应选择非疼痛方向的上举运动。

（2）撞击征二期

进入慢性冈上肌腱炎和慢性滑囊炎阶段，仍以非手术治疗为主。以物理治疗与运动疗法为主，以促进关节功能康复，并改变劳动姿势和操作习惯，避免肩峰下撞击征复发。如病变进入二期后期，纤维滑囊增厚已造成肩袖出口狭窄，使撞击反复发生，而非手术治疗无效，患者丧失劳动能力达半年以上，则应考虑肩峰下纤维滑囊切除（也可在关节镜下做滑囊切除）和喙肩韧带切断术。凡属二期撞击征伴有明确的肩峰下结构解剖异常者，均应去除撞击征病因，如行肩峰成形术、大结节骨疣切除、肩锁关节部分切除术和喙肩韧带切断术等，消除撞击因素。对动力失衡造成的撞击征，应根据病变性质重建动力平衡和关节稳定装置，如行肌腱修复术或移植术、盂肱关节成形术及人工关节置换术等，可采用主动释放技术。

在肩峰撞击综合征的处埋中，要重点进行肩胛骨下回旋肌（胸大小肌、肩胛提肌、菱形肌）松解，以及斜方肌上束、肱二头肌长头肌腱松解等，可采用主动释放技术。

①胸肌。

首先，要求患者抬起手臂，越过身体，主动缩短胸大肌。治疗师手握松拳放在患者的胸肌上，朝胸骨方向施加压力，锁定胸肌。然后保持锁定，要求患者运动手臂并拉伸胸肌。手臂屈曲下降至床面。最后松开锁定，每侧胸肌重复前两步各3次。

②肩胛提肌。

针对肩胛有问题的患者进行肩胛提肌和斜方肌软组织放松特别有效，因为这两块肌肉都对肩胛有直接影响。首先，患者采用坐姿，治疗师找到其肩胛提肌。然后锁定肌肉，这是一块束状肌肉，肌张力通常处于较高的状态。接着保持锁定，要求患者沿45°方向转动头部，然后低头看地板。放松后再拉伸，重复3次。换另一侧重复上述操作。

③菱形肌。

患者可采用俯卧位或坐位。

Ⅰ.俯卧位：患者俯卧在治疗床上，肩膀可以自由屈曲。为了让肩关节更好地完成屈曲动作，可以让患者躺在床的对角线上，并将一只手臂悬空。在治疗床一侧，分别让头和脚放在对角线的两端。患者摆好姿势后，治疗师握住患者手臂，让患者肩胛骨被动收起，菱形肌被动收缩。握住患者手臂，保持菱形肌被动缩短，另一只手放在菱形肌上面朝脊柱方向按压以锁定肌肉，此时肩胛骨沿肋骨向外。这也是为什么按压时应该朝脊柱方向用力，而不是垂直向下压，垂直向下的压力容易插入肋间，患者会感觉非常不舒服。保持锁定，同时缓慢放下患者手臂，使菱形肌得到拉伸。菱形肌体积较小，不能像其他肌肉一样沿肌肉边缘逐步移动锁定点。因此，可以在菱形肌上任意位置选定新的锁定点然后拉伸。

Ⅱ.坐位：让患者身体放松并坐在椅子上。治疗师轻轻抓住患者手臂，使手臂内收，肩胛回缩，菱形肌缩短。另一手朝脊柱方向按压菱形肌，以锁定肌肉。保持锁定的同时，让患者的手臂屈曲以被动延长肩胛。

④斜方肌上束。

首先，患者采用坐位，治疗师锁定其斜方肌上束。然后保持锁定，要求患者侧屈颈部，直到患者感受到舒适的拉伸感为止。重复3次，换另一侧重复上述操作。

⑤肱二头肌长头。

首先，患者取仰卧位，主动屈曲肘关节，治疗师一手放在患者肱二头肌上，朝腋窝方向按压，轻轻锁定肱二头肌，锁住较松弛的肌肉部分。然后保持锁定，同时让患者缓慢伸展肘关节。最后，从肩关节肌肉近端附近向肘关节移动锁定点，避免按压肘窝。

（3）撞击征三期

均伴有冈上肌腱断裂和肱二头肌长头腱断裂等病理变化，是外科治疗的适应证。对冈上肌腱断裂一般采用Mclaughlin修补术，对广泛性肩袖撕裂可利用肩胛下肌转位或冈上肌推移修补术以重建肩袖的功能，与此同时，应常规做前肩峰成形术，切除肩峰前外侧部分，切断喙肩韧带，使已修复的肌腱避免再受到撞击。术后患肢宜做零度位牵引或肩人字石膏固定，3周后去除固定行康复训练。

肩峰撞击综合征凡能得到及时诊断，明确病因和病理变化状况，得到正确治疗，一般均能取得比较满意的治疗效果。

三、肩袖损伤术后康复运动

（一）术后第一阶段（0～1周）

1. 目标

（1）保护手术修复部位。

（2）减轻疼痛/炎症反应。

（3）逐渐增加肩关节活动度。

（4）改善近端（肩胛）及远端的肌力和活动度。

2. 注意事项

（1）重视肘关节伸直练习，避免悬吊制动的屈曲挛缩。

（2）避免训练时出现疼痛。

（3）禁止主动活动术侧肩关节（但可轻柔自行活动肩以下部位）。

3. 康复干预

（1）主动活动度练习、肌力训练（肘、前臂、腕、手），如图1-4至图1-7所示。

（2）Codman钟摆练习（治疗球辅助滚动）。

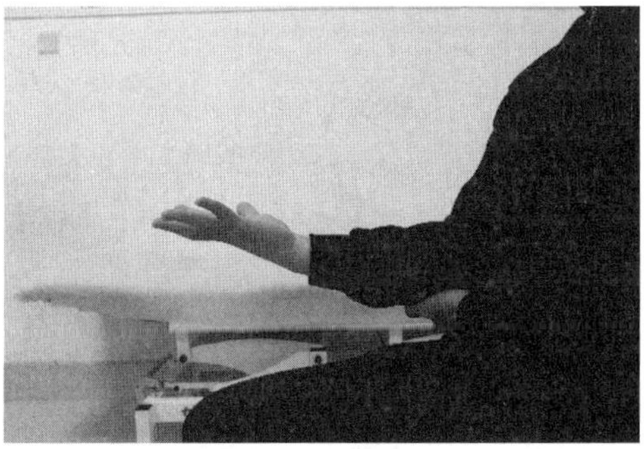

图1-4　手泵：手交替握拳张开

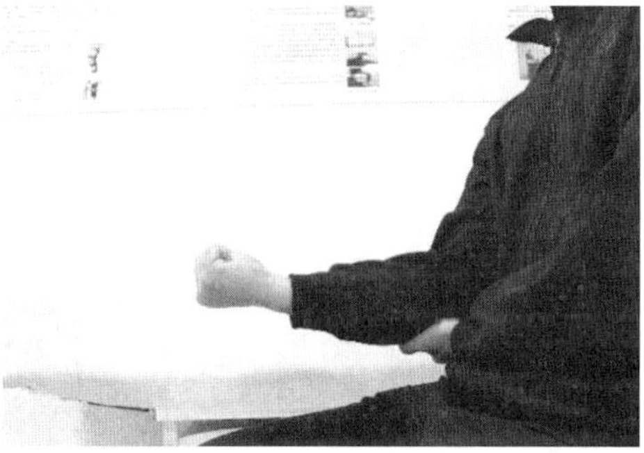

图1-5　手泵：手交替握拳张开

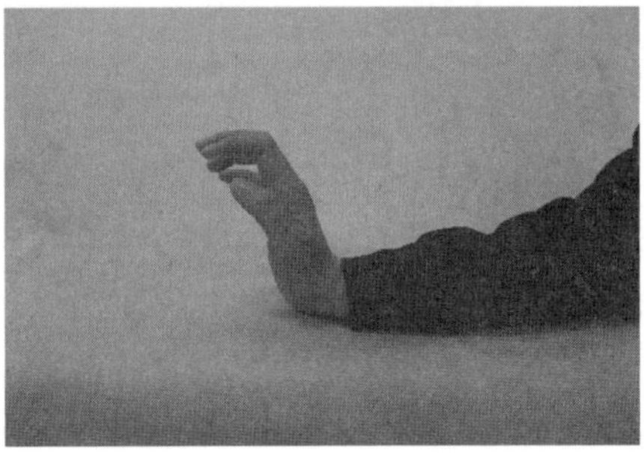

图1-6 伸屈肘关节

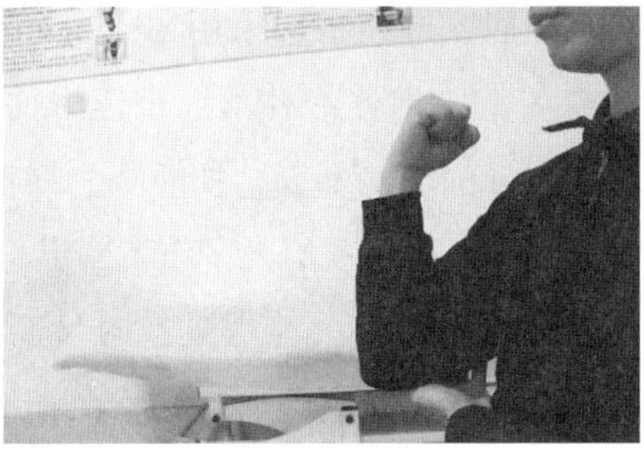

图1-7 伸屈腕关节

（二）术后第二阶段（2～6周）

1. 目标

（1）保护手术修复部位。

（2）减少疼痛、炎性反应。

（3）使被动前屈和外旋的活动度完全。

（4）改善肩胛周围肌力和稳定性。

（5）改善肩肱运动节律和神经肌肉控制。

（6）减少肩袖抑制。

2. 注意事项

（1）避免在日常活动、训练中引起疼痛。

（2）避免主动抬高手臂、拎重物。

（3）避免超出活动范围限制。

3. 康复干预

（1）继续第一阶段的练习（在可耐受的情况下增大活动范围）。

（2）等长收缩练习，如改良中立位的内外旋（肘关节和肩下垫毛巾）、长力臂三角肌等长收缩（如图1-8至图1-11）。

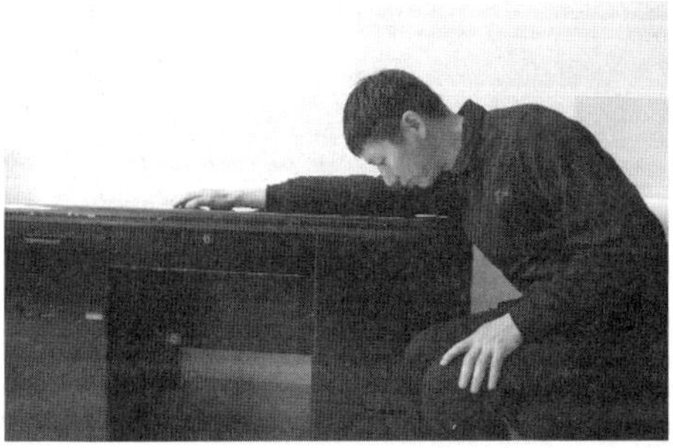

图1-8 爬桌子训练

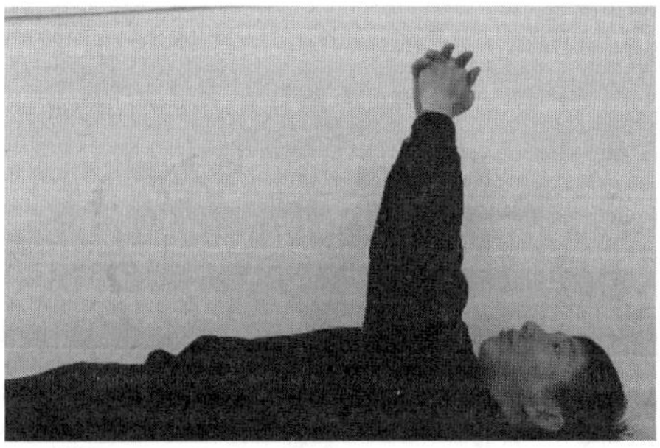

图1-9 被动上举训练

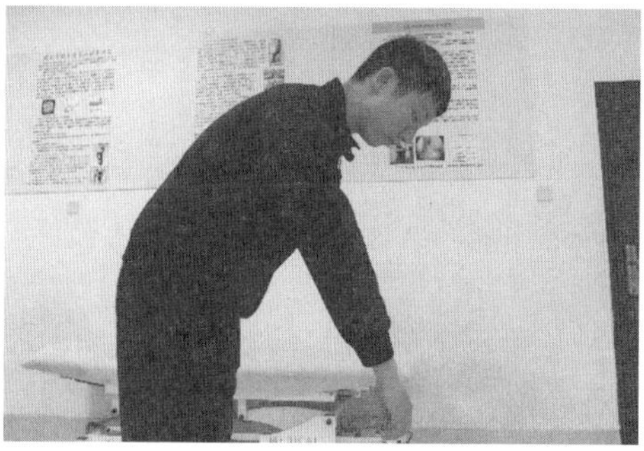

图1-10 钟摆运动

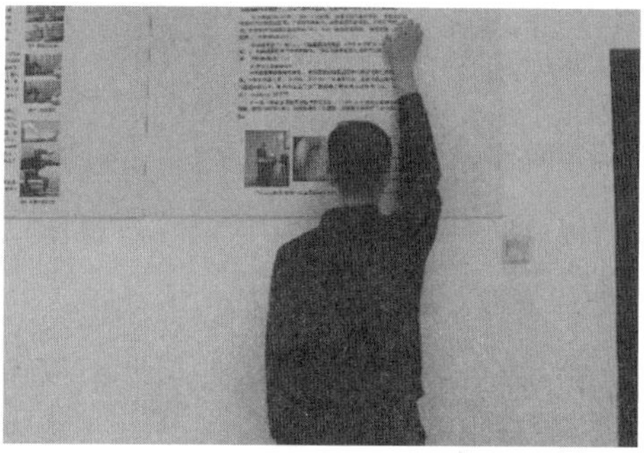

图1-11 爬墙运动

（三）术后第三阶段（7～12周）

1. 目标

（1）消除或减轻疼痛和炎性反应。

（2）恢复全肩关节活动范围。

（3）提高力量和柔韧性。

（4）恢复抬臂90°以下的正常肩肱节律。

（5）逐渐恢复抬臂90°以下的低强度日常生活活动。

2. 注意事项

（1）训练和功能活动时避免疼痛。

（2）监控活动水平。

（3）限制过头动作。

（4）动作矫正（在活动及练习时避免耸肩）。

（5）患者要避免猛烈运动及提重物。

3. 康复干预

（1）继续体操棒练习，内外旋，屈曲。

（2）继续进行关节松动术（进展为Ⅲ和Ⅳ级）。

（3）柔韧性练习（水平内收、功能性内旋牵张）维持30 s，重复3次。

（4）功能性活动度练习（背后内旋，递毛巾、梳头发）。

（5）肩胛带等张肌力练习（胛肩前伸后缩练习、哑铃划动练习）。

（6）肩袖等张肌力练习，改良中立位进行弹力带内外旋练习（腋下垫毛巾）。

（7）功能性力量练习（仰卧位主动前屈进展站立位前屈）。

（8）节律稳定性练习（上身功率训练仪）。

（四）术后第四阶段（14～19周）

1. 目标

（1）使肩带肌和肩关节肌肉力量恢复正常。

（2）改善神经肌肉控制。

（3）在全部活动范围内使肩肱节律恢复正常。

2. 注意事项

（1）治疗训练和功能活动时避免疼痛。

（2）只有在获得适当的近端稳定性后才能尝试过头活动。

3. 康复干预

（1）继续进行肩带肌及肩袖肌肉组织的等张肌力练习。

（2）继续柔韧性练习。

（3）继续进行关节松动术（Ⅲ和Ⅳ级）。

（4）强化肩胛稳定性练习。

（5）开始肩胛平面的等速练习（内外旋）（如图1-12所示）。

（6）肩关节协调性训练（水平面以下的功能性往复运动）。

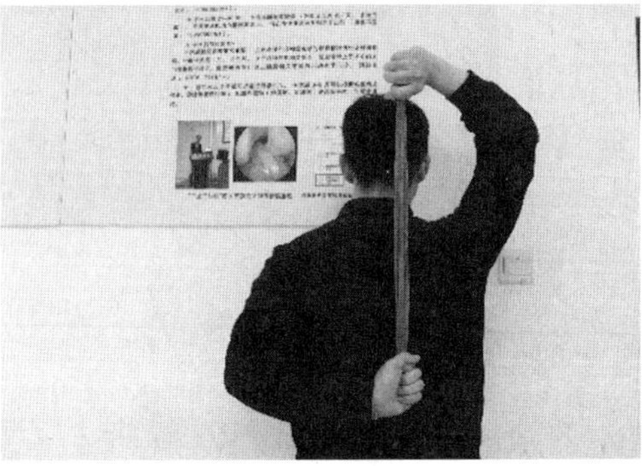

图1-12　拉毛巾内旋练习

（五）术后第五阶段（22周后）

1. 目标

（1）最大限度提高柔韧性，力量的神经肌肉控制。

（2）出院后要能在家中和健身房独立进行治疗性训练计划，以保持并提高功能水平。

2. 注意事项

（1）在训练动作和功能活动时避免疼痛。

（2）在获得足够的力量、柔韧性、神经肌肉控制之前避免体育运动。

3. 康复干预

（1）继续进行肩带肌和肩袖肌肉组织的等张肌力练习。

（2）内外旋肌等速训练和测试。

（3）继续柔韧性和稳定性练习。

（4）专项运动项目要求的个体化练习。

（5）功能性往复运动（水平面以上）。

（6）投掷和头上动作运动员的间隔训练程序。

第二章　髋关节疾病康复治疗

第一节　股骨头坏死

一、股骨头坏死

1. 概述

股骨头坏死是因局部血供障碍导致股骨头内的骨细胞、骨髓及脂肪组织缺血、坏死，从而引发结构破坏、关节功能障碍的疾病。若未及时干预，可能发展为股骨头塌陷、骨关节炎，最终致残。

2. 病因

股骨头坏死分为创伤性和非创伤性两大类。

（1）创伤性因素：如股骨颈骨折、髋关节脱位等直接损伤血管。

（2）非创伤性因素：①长期使用糖皮质激素（如哮喘、红斑狼疮患者）；②酗酒（影响脂肪代谢和血管功能）；③血液系统疾病（如镰状细胞贫血、凝血功能障碍）；④减压病（潜水员或高压作业人员因快速减压导致血管阻塞）；⑤代谢性疾病（高脂血症、糖尿病、肥胖等）。

3. 临床表现

（1）早期：可无症状，或表现为髋部、腹股沟区隐痛，活动后加重。

（2）进展期：疼痛加剧，伴髋关节活动受限（如内旋、外展困难），跛行。

（3）晚期：股骨头塌陷，引发严重骨关节炎，下肢缩短，行走能力丧失。

4. 辅助检查

（1）MRI检查：最敏感的早期诊断工具，可发现骨髓水肿及微小坏死灶。

（2）X线检查：中晚期可见股骨头密度改变、囊性变或塌陷（如图2-1所示）。

（3）CT检查：评估骨质结构破坏程度。

（4）骨扫描：辅助判断缺血区域。

（5）结合病史：需排查激素使用史、外伤史、饮酒史等高危因素。

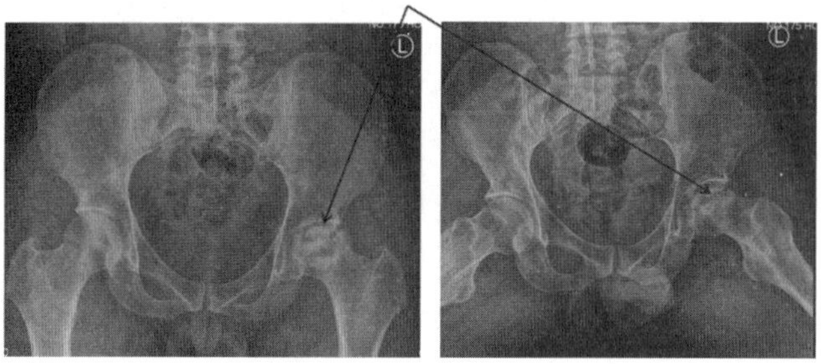

图2-1 股骨头坏死中晚期X线片

5. 治疗

（1）保守治疗（适用于早期）

①基础治疗：减少活动，如果行走时疼痛可以扶拐甚至双拐，减少患肢踩地，从而缓解股骨头压力。

②药物治疗：口服消炎止痛类药物减轻症状，比如塞来昔布、艾瑞昔布、洛索洛芬等，也可以口服活血止痛的中成药。当股骨头坏死波及血管，可以应用扩血管药物，增加股骨头的血液循环。

③康复理疗：高压氧、冲击波治疗改善疼痛，烤电来消除局部炎症。

④其他：避免造成股骨头坏死的因素，如：过度饮酒，出现股骨头坏死的患者必须戒酒；控制体重，超重对股骨头的压力大，会增加疼痛。部分特殊疾病的患者应用激素治疗，咨询相关医师后调整激素的用量，或者选择替代药物，也可以减少骨头坏死的进展。

（2）手术治疗

①保髋手术：髓芯减压、带血管蒂骨移植、截骨术（如图2-2所示）。

②人工关节置换：晚期患者（全髋置换术为主）（如图2-3所示）。

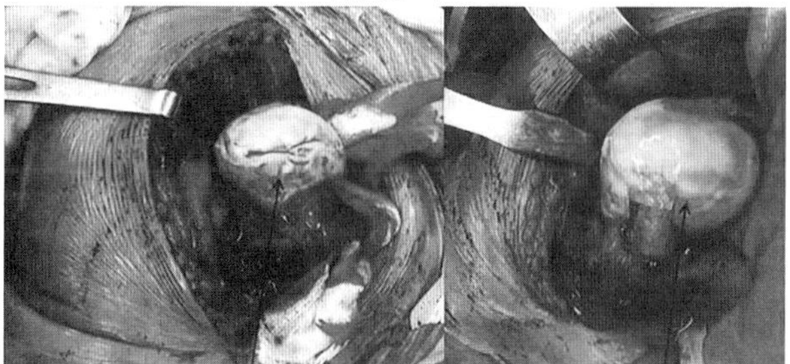

图2-2 保髋手术

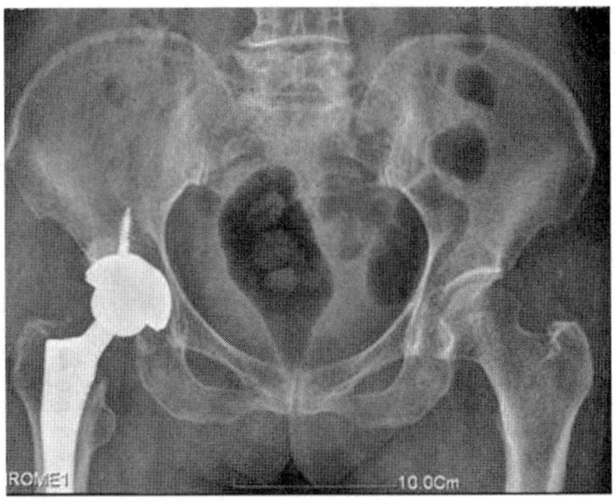

图2-3　换髋手术：人工关节置换

6. 并发症

（1）保髋手术常见并发症

①术中股骨头主要供血动脉损伤，术后股骨头坏死塌陷加重，需进行人工关节置换。

②病灶范围过大或开窗区域过大，术中出现股骨头、颈的骨折。

③术后取髂骨区域残留疼痛。

④术后大粗隆截骨区域不愈合或延迟愈合。

⑤卧床时没有很好的康复训练，出现肌肉萎缩、深静脉血栓、褥疮、坠积性肺炎等卧床并发症。

（2）人工髋关节置换术后并发症

①神经损伤：坐骨神经及腓总神经是人工髋关节置换术中最易损伤的外周神经，多出现于术后1～3天。主要因术后下肢安放不当、下肢延长及臀下血肿造成运动障碍和皮肤感觉变化。如发生应解除所有敷料，屈膝20°～30°。踝关节中立位，进行踝关节被动背屈练习，以避免继发足下垂畸形。

②血肿：血肿可造成骨质愈合障碍和增加感染机会，多出现于老年病人和术后48～72小时关节活动较多的病人。如血肿持续增大、皮肤张力增高、局部剧痛，应及时制动，以缓解症状，必要时须切开引流或行血管结扎。

③下肢不等长：术后双下肢不等长现象十分常见，主要表现是术侧肢体延长。一般不会对术后走路产生影响，绝大多数双下肢不等长的病人，不需要特殊治疗，随着时间的延长，许多病人感觉上会逐渐适应，必要时可调节鞋跟高度。

④术后假体周围骨折：特别是对于老年患者，人工关节置换术后活动时不慎摔倒，有可能造成假体周围骨折，因此术后康复一定要在有人保护的前提下进行。

⑤术后感染：任何手术都不能排除感染的风险。因此，一方面，要提高患者的身体素质及营养状态；另一方面，术后伤口出现问题需要及时联系手术医师，积极处理。

二、髋关节炎

1. 概念

髋关节炎是以髋关节软骨退变、骨赘形成及关节周围炎症反应为特征的慢性退行性关节疾病，是导致中老年患者髋部疼痛及功能障碍的主要原因。全球发病率为3%～6%，随年龄增长显著上升，女性略高于男性。

2. 发病机制

（1）生物力学因素

①机械应力超载：肥胖、关节发育不良（如髋臼发育不良、股骨头骨骺滑脱）导致局部应力集中。

②肌肉失衡：髋周肌群（如臀中肌、髂腰肌）萎缩或挛缩，关节稳定性下降。

（2）炎症与代谢调控

①炎症级联反应：滑膜巨噬细胞激活，释放IL-6、MMP-13，促进软骨基质降解。

②氧化应激：活性氧（ROS）抑制软骨细胞合成功能，加速凋亡。

（3）遗传与分子机制

①基因多态性（如GDF5、COL2A1）与软骨代谢异常相关。

② Wnt/β-catenin信号通路过度激活，抑制软骨修复。

3. 临床表现

（1）疼痛

疼痛是髋关节骨性关节炎的早期症状，为轻中度疼痛，最初并不严重，在负重或活动多时发生，休息后好转，病情逐渐加重，导致不能走较远的距离，行走一瘸一拐，严重者休息时也是持续性疼痛，甚至晚上睡觉时疼痛，会因多次痛醒而影响睡眠。可受寒冷、潮湿的影响而加重。疼痛的部位可在腹股沟区、髋关节的侧方或后方。髋关节疼痛常可放射到肢体其他部化，如坐骨神经走行区域、膝关节附近，患者主诉为膝关节疼痛或坐骨神经痛。由于上述部位疼痛严重，以致忽略了髋关节的病变，容易导致漏诊误诊。

（2）关节僵硬

关节僵硬是髋关节骨性关节炎的另一个表现。其特点为髋关节僵硬感常出现在清晨起床后或是白天在一段时间关节不活动之后，而活动后关节疼痛减轻，活动也变得比较灵活，故称为“晨僵”。髋关节骨性关节炎的僵硬现象与其他疾病所造成的僵硬的一个显著不同点是持续时间短，一般不超过15分钟。

（3）功能障碍

严重的髋关节骨性关节炎出现活动受影响，髋关节屈曲、外旋和内收畸形，出现髋关节无力感。患者采取这种体位是由于在此位置，纤维化的关节囊最松弛，因而关节容积最大，由于有一定量的关节滑液存在，此时关节内压力最少。此外患者常感行走、上楼梯由坐位站起困难。如有游离体存在，可出现关节绞锁症，或者关节活动时出现弹响。

（4）双下肢不等长

有些患者由于软骨磨损，或先天性的髋臼发育不良，或既往有股骨头缺血性坏死，造成继发性的骨性关节炎，表现为双下肢长度不一样，通常受累的腿短一点，可短几个毫米，甚至可短2厘米；由于双下肢不等长，会引起更多的继发症状，如腰痛、对侧的髋关节疼痛。

4. 相关检查

（1）X线检查（首选）：表现为关节缝隙变窄，甚至消失，周围有骨刺形成，软骨下骨质硬化，软骨下骨囊变形成；在髋臼侧，部分髋臼由于先天性发育异常导致头臼匹配不良，关节面不光滑，也容易因磨损导致骨质增生及结构异常，严重者股骨头可向外上方脱臼导致下肢变短。

（2）MRI检查：评估软骨厚度、骨髓水肿、滑膜炎及盂唇损伤。

（3）CT三维重建：精准评估骨性结构异常（如髋臼覆盖不足）。

早期髋关节骨性关节炎表现为内旋受限，随着疾病加重，髋关节各方向的活动度均受到不同程度的影响，表现为下蹲困难或无法下蹲（如图2-4所示），病变一侧肢体无法外展或双腿无法交叉等（如图2-5所示）。

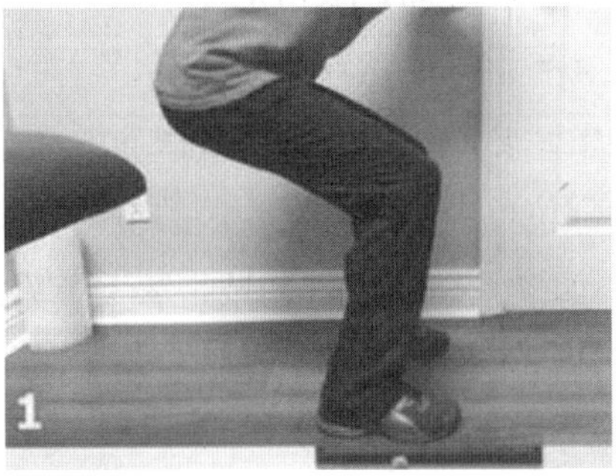

图2-4　下蹲困难

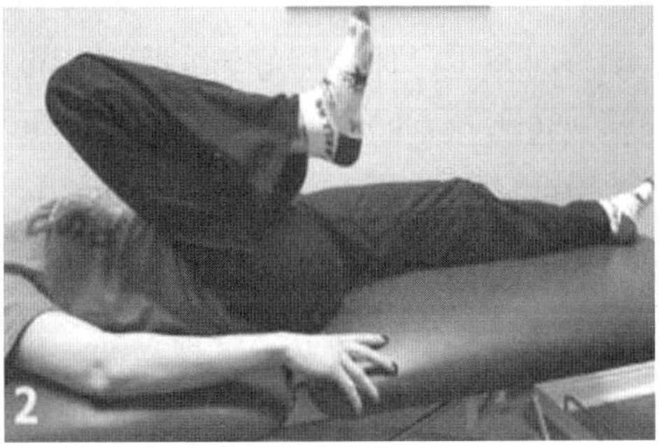

图2-5　病变一侧肢体无法外展

5. 治疗方法

髋关节骨性关节炎的治疗方法包括保守治疗和手术治疗两种，根据不同的病情选择不同的方案。因其病程可持续几年甚至十几年，在如此长的病程中，早中期如果患者的疼痛症状不明显，建议先选择保守治疗。

（1）保守治疗

保守治疗分为非药物治疗和药物治疗两种。

①非药物治疗：健康教育、减轻体重、运动疗法、物理治疗。

非药物治疗包括前面提到的预防髋骨关节炎的预防措施。在有髋部疼痛症状时，强调利用辅助行走的工具，比如手杖，左侧的髋关节骨性关节炎可以右手使用手杖，达到明显减轻髋关节压力的作用，从而缓解疼痛。此外，超重或者肥胖的患者需要减轻体重，直接减轻髋关节的压力，从而减轻疼痛并改善功能。高强度运动的运动员或重体力劳动者，可以相对降低运动或体力劳动强度。降低运动强度不是指完全停止运动，而是要在医师指导下进行适度的运动。严重的髋关节骨性关节炎患者应避免持续站立工作。物理治疗方面可以找专业的物理治疗师或复专业医生指导进行简单的拉伸和力量训练，以便减轻关节疼痛和肌肉痉挛，增强肌肉力量，同时提高髋关节的灵活性、活动范围和整体功能。

②药物治疗：口服消炎镇痛药，使用软骨保护剂和局部用药等。

Ⅰ.消炎镇痛药主是布洛芬、双氯芬酸钠、塞来昔布等，但是有些病人有胃炎、胃溃疡病或反流性食道炎，不适合使用消炎止痛药，可以选择对胃部损伤比较小的止痛药或增加保护胃黏膜的药物如奥美拉唑等药物，但口服药物最好在医师指导下使用。

Ⅱ.保护软骨的药物有氨基葡萄糖或硫酸软骨素等。氨基葡萄糖是天然的氨基单糖，为人体关节软骨基质中合成蛋白聚糖所必需的物质，随着年龄的增长，人体内的氨基葡萄糖的缺乏越来越严重，关节软骨不断退化和磨损。国外的大量医学研究表明，氨基葡萄糖可以帮助修复和维护软骨，并能刺激软骨细胞的生长。正常人的关节腔内都会有少量的关节液，与车轮中润滑油的作用相似，能够减少关节面的摩擦力，减少磨损，同时还能给骨关节提供营养成分。

Ⅲ.另外还有一种髋关节注射治疗的方法，如果髋关节骨性关节炎引起的疼痛使患者无法进行日常活动，且尝试了其他药物治疗也没有缓解，医生可能会建议直接向关节炎关节注射药物。注射的药物品种包括注射用皮质类固醇、透明质酸、富含血小板的血浆或干细胞等，这种方法也可以缓解疼痛，促进受损软骨的修复。很多情况下医生会使用X射线或超声引导进行治疗性注射，在计算机监视器上提供髋关节图像，可确保医生将药物准确地注射到关节空间。

A.皮质类固醇注射液：皮质类固醇是一种抗炎药，直接注射到髋关节可以缓解疼痛。皮质类固醇可以减少炎症，炎症是机体免疫系统反应的一部分，会引起疼痛和肿胀。通常，除注射皮质类固醇外，还会注射少量麻醉剂，以提供短暂但立即起效的疼痛缓解效果。这种麻醉剂在注射几小时后药效就消失了，这时臀部疼痛可能会复发。2～3天后，皮质类固醇溶液开始起效。对一些人来说，皮质类固醇注射可以缓解持续数月的疼痛，而对其他人来说，注射根本不起作用。一般建议在髋关节注射皮质类固醇不超过三次。

B. 透明质酸注射液：健康的髋关节含有少量凝胶状物质，称为“滑液”。滑液中含有一种叫作透明质酸的独特成分，在活动过程中可以缓冲受力和润滑关节。随着人们年龄的增长，透明质酸会分解，导致滑液变薄，作为润滑剂和减震器的作用也会减弱。向关节腔内注射透明质酸钠注射液的目的就是想增加关节的润滑度以保护关节软骨。

关节腔是与外界不相通的深层结构，以上注射药物的方法可能将体外的细菌带入关节腔内而导致感染，因此该类操作应该慎重选择，一定要在正规的医院由专业的医师进行严格的无菌操作，避免因操作导致关节感染带来灾难性的后果。

（2）手术治疗

髋部疼痛等症状通过上述治疗后效果不明显或仍逐渐加重时，医生会建议行手术治疗，可以根据不同的年龄、病因及病情选择不同的方案。

①关节镜探查清理术：一种微创手术，通过使用2～3个长约1 cm的小切口，使用关节镜器械直达关节腔内，探查关节腔内软骨磨损情况，明确哪里存在骨质增生，是否存在髋臼与股骨头撞击或者滑膜组织在关节内卡压等情况。同时，通过关节镜也可以同时处理以上相关病变，起到减轻疼痛及延缓疾病进程的作用。

② 截骨术：如果患者的髋骨关节炎是关节发育畸形导致的，因关节匹配不良导致某一部位受力过大，久而久之导致局部骨关节炎时，可以选择做旋转截骨以调整受力方向及部位，缓解疼痛等症状，这类手术多用于年龄较小的患者。

③全髋关节置换手术：一种成熟可靠的手术方案，也是中老年人髋骨关节炎治疗的终极手段。当髋骨关节炎发展到一定程度，出现髋部疼痛严重、髋关节活动不灵活甚至僵硬，采用保守治疗等各种方案均效果不明显时，选择全髋关节置换术是最佳选择。手术是切除病变的股骨头，选择一个适合病人股骨髓腔大小的金属柄嵌入股骨内。同时修整、打磨坏损的臼窝，用专用工具将臼窝重建后，嵌入人工髋臼。再选择合适的人工头关节嵌入关节颈内，将关节头复位后就能得到一个无痛的、活动好的人工全髋关节。

6. 预防

（1）保持乐观情绪

大多数老年人在拍片时无意间会发现髋关节骨质增生，那是机体老化的正常表现，没有疼痛等症状一般是不用特殊处理，不要有心理负担。

（2）改变不合理的生活习惯

改变不良的生活习惯可有效预防髋关节炎。在日常生活中要戒酒、戒烟，养成良好的生活习惯，尤其是不要长期过量饮酒，这可能会导致股骨头缺血性坏死的发生，最后并发髋关节炎。另外，平时要避免长期背、扛重物，不要长时间地站立或者行走、负重工作，这样能够减轻髋关节的负重，减少髋关节损伤，对于预防髋关节炎是有帮助的。

（3）保持理想的体重

体重较重是髋骨关节炎的好发原因之一，所以想要预防该病，身体肥胖者就要适当减肥，保持理想的体重，通过合理膳食，控制总热量的摄入及合理的运动等来控制体重，减少髋关节的负重压力。体重减轻之后，髋关节的压力和磨损也会减少，这样就可以减缓髋关节退变的速度，从而有效预防髋关节炎的发生。

（4）合理进行运动锻炼

避免剧烈运动，例如跳远、登山等，这些运动会对髋关节造成慢性损伤，导致髋关节炎的发生。可以选择对关节影响较小的运动，例如散步、游泳、蹬自行车。运动之前先进行热身，而且运动量要由小增大，不要一开始就做剧烈的运动。如果做了大量运动，需要及时放松身体。可以适当对髋关节部位进行热敷或者按摩，能够促进血液循环，缓解不适症状。这样做可以防止髋关节受伤，对于预防髋关节炎来说也有很大的帮助。

（5）及时补充钙质

身体缺钙，髋关节的健康也会受到影响，从而加大髋关节炎的发病率。补钙是以食补为基础，要保证营养均衡，可以多吃些奶制品和豆制品，也可以适量吃一些海鲜，这些食物当中的钙含量都比较高，能够有效地为身体补钙。平时需要多晒太阳以及补充维生素D，促进钙质吸收。如果身体存在缺钙的问题，可以在医生的指导下服用钙制剂。

（6）使用辅助设施

中老年人可利用手杖、护膝、助行器或其他辅助装置，减轻受累关节的负荷，特别是手杖，被称为人类的“第三条腿”，特别是对于行走不便的老年人，不仅能减轻下肢关节的负荷，还能减少摔倒的发生。另外，对于爬山爱好的中老年人也是不错的选择。

三、髋关节发育不良

1. 概念

髋关节发育不良（DDH）是一种因髋臼与股骨头匹配异常导致的发育性髋关节疾病，涵盖髋臼发育不良、半脱位及完全脱位。

2. 发病机制

胚胎发育异常：髋臼软骨原基形成缺陷（妊娠第4～6周）。

遗传因素：多基因遗传，与HOX基因、胶原蛋白相关基因（如COL2A1）突变相关。

机械因素：子宫内胎位异常（臀位）导致髋关节长期处于屈曲外展受限状态。

激素影响：母体雌激素及松弛素导致胎儿韧带松弛，增加脱位风险。

3. 临床表现

（1）婴儿期：该时期髋关节发育不良往往无明显症状，出生时即出现脱位的患儿，可以表现为臀纹、大腿纹不对称、下肢不等长、髋关节外展受限（<60°）等。关节活动：Allis征阳性。

（2）儿童期：步态异常，如跛行（单侧受累）、鸭步（双侧受累）。关节活动：Trendelenburg征阳性（单腿站立试验）。

（3）成年期：早期多出现患侧髋关节的疲劳感、酸胀及隐痛，也可发生在髋关节周围的其他部位，如腹股沟区、大腿前侧及臀部。髋关节局部压痛、叩击痛、旋转痛，活动度正常。中晚期临床症状主要表现为：髋关节疼痛加重，继发跛行，如果双侧病变则出现鸭步（臀中肌步态），甚至出现休息痛；髋关节如果出现半脱位或者全脱位，可导致肢体短缩畸形；同时随着髋关节骨性关节炎逐渐加重，髋关节活动髋关节内旋及屈曲受限，严重影响患者的劳动和生活能力。

Allis征阳性：患者取仰卧位，两髋及膝关节屈曲，足底放于床面，两脚跟并齐，正常两膝顶部应等高，如一膝低于另一膝，即为Allis征阳性。

Trendelenburg征（单腿站立试验）：患者一腿站立，一腿提起，提起腿屈膝、屈髋90°，若提起侧骨盆及臀纹皱襞上升，站立侧下肢为阴性，为正常髋关节；若提起侧骨盆和臀纹皱襞下降，则站立侧为阳性。

4. 辅助检查

（1）Graf超声检查技术：6个月以下的新生儿推荐行髋关节超声检查，评估α角（髋臼骨顶倾斜度）。Graf的分类包括4型髋关节：Ⅰ型、Ⅱ型、Ⅲ型和Ⅳ型。

Ⅰ 型认为是正常髋关节，α角大于60°，β角小于55°。Ⅱ型髋关节，其超声图显示髋臼骨性顶部和软骨凸起之间的关系，髓臼顶的软骨多于骨化骨。这表明髋臼骨化延迟。α角为43°～60°，β角为55°～75°。Ⅲa型髋关节，如发生半脱位，股骨头向上和向外推髋臼软骨边缘。这种情况在放射诊断学上描述为侧移并被Graf认为是Ⅰ度半脱位，而髋臼凸起没有组织学上的变化。Ⅲb型髋关节，半脱位进一步加重，股骨头在髋臼软骨区域的压力增加，组织学结构发生变化。成像显示髋臼顶向上推并变倾斜。Graf将这种情况描述为Ⅱ度半脱位，髋臼顶部有组织学的形态改变。对于Ⅲa和Ⅲb型髋关节，α角降到43°以下，β角增加到77°以上，这些提示髋臼骨性凸起发育不良。Ⅳ型髋关节，出现髋关节不匹配，超声成像显示股骨头位于软组织内，髋臼空虚。Ⅰ型属于正常髋关节，对于Ⅱ型髋关节要密切随访，Ⅲ型和Ⅳ型要采取相应的治疗措施。

X线片、CT及核磁（MRI）检查等影像学检查对患者也非常重要，尤其是对轻症髋关节发育不良的患者。X线已被用作髋关节发育不良的主要诊断方法，与CT和MRI相比具有一定的优势，如成本更低，具有更好的可访问性。根据X线片我们可以进行常见的影像学数据评价，包括Shenton线、Calve线、CE角（中心边缘角）、Sharp角（髋臼角）、Tonnis角等。

（1）Shenton线（如图2-6所示）：自股骨颈下缘开始，与闭孔的上缘及内侧缘画一条连续的弧线。正常情况下该线是连续的，髋关节发育不良并脱位时，股骨头上移，Shenton线不连续。

（2）Calve线（如图2-6所示）：正常时在骨盆正位X线片髋臼外缘与股骨颈上缘连成的一条弧线，髋关节发育不良并脱位时，股骨头上移，Calve线不连续。

（3）CE角（中心边缘角）：骨盆正位X线片冠状位测量，即股骨头中心至髋臼顶外缘的连线，与股骨头中心向上作的一垂直线的交角（如图2-7所示）。正常人此角为30°左右，小于20°即为髋臼发育不良（髋关节发育不良），CE角越小，股骨头脱位越明显。

（4）Sharp角（髋臼角）：骨盆正位X线片冠状位测量，观察髋臼倾斜的程度，即髋臼外缘与泪滴下缘之间的连线，与骨盆水平线之间的夹角（如图2-8所示）。正常值小于40°，若大于40°，则考虑存在髋臼发育不良（髋关节发育不良）。

（5）Tonnis角：也叫“臼顶倾斜角”，被用来评价冠状位上髋臼顶的倾斜程度和股骨头外上方的覆盖情况。髋臼的关节承重面在X线片上表现为外形类似“眉弓”的硬化带（如图2-9所示）。正常的臼顶倾斜角为0～10°。髋臼发育不良（髋关节发育不良）的病人该角度通常大于10°。

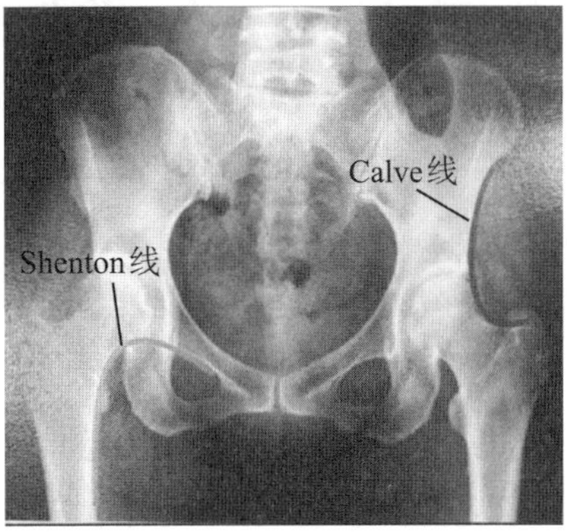

图2-6 Shenton线和Calve线

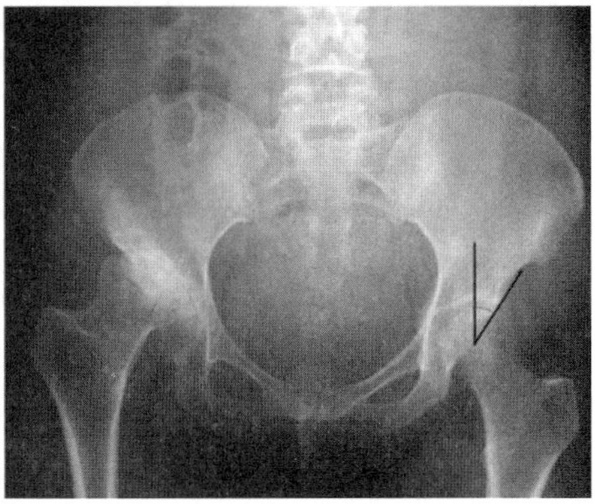

图2-7 骨盆正位X线片显示左侧髋关节CE角

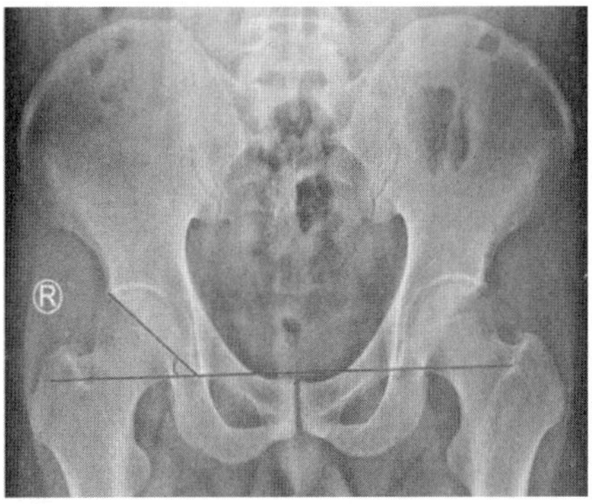

图2-8 骨盆正位X线片显示右侧髋关节Sharp角

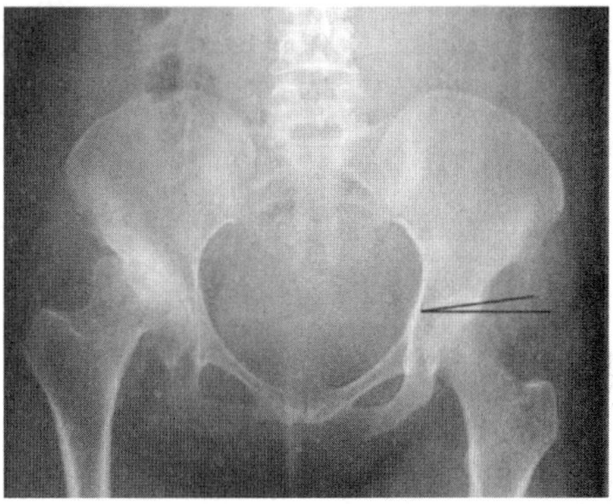

图2-9 骨盆正位X线片显示左侧髋关节Tonnis角

5. 治疗方法

（1）保守治疗

一般三个月以下的新生儿合并有髋关节脱位或半脱位，我们可以采取Pavlik吊带固定；对于超过三个月的患儿，我们可以采用下肢皮牵引闭合复位，然后采用髋人字石膏固定（婴幼儿髋脱位通常需要用石膏固定8～12周，较大年龄的患儿需要固定更长时间，如24周）。每个月拍摄X线片动态观察髋关节发育情况，确保头臼同圆心复位。而对于成人髋关节发育不良，一般分为早期无症状、早期有症状和晚期合并有骨性关节炎或严重髋关节脱位三个阶段。一般早期阶段都可以采取保守治疗，具体如下：①对于早期无症状的髋关节发育不良患者，治疗原则为预防或延缓髋关节骨性关节炎、髋关节脱位的进展；适当、合理的功能锻炼有助于延缓甚至免于手术治疗；功能锻炼提倡不负重运动与保护下负重活动相结合，如游泳、骑自行车、髋关节伸展运动以及非负重肌肉锻炼等，不主张髋关节过大范围活动，如打球、瑜伽、田径等，同时在日常生活与工作中应尽量避免长时间负重行走或站立。②对于早期有症状但发病时间较短的患者，应以休息为主，配合口服消炎镇痛药、软骨营养剂、中药等。保守治疗效果不佳则可考虑行手术治疗。

（2）手术治疗

①保髋手术治疗：儿童骨骼发育逐渐成熟，DDH患者如错过婴幼儿时期的最佳治疗时机，儿童时期的保髋手术方式主要包括切开复位和截骨手术，其中截骨手术较复杂，可分为髋臼方向重塑手术（代表术式为Salter截骨）和髋臼容积改变手术（代表术式为Pemberton截骨和Dega截骨）两种类型。Salter截骨作为最经典的截骨方式，其适应证主要为1岁半至6岁的患儿。

②人工髋关节置换治疗：DDH患者如未获得及时治疗，多于50岁以后出现骨性关节炎的表现。晚期骨性关节炎患者的关节软骨磨损严重、骨质增生明显、关节间隙严重狭窄甚至消失，且常常合并较严重的髋关节脱位，表现为明显跛行、髋部疼痛难以缓解、髋关节活动严重受限，休息和药物治疗无效，对于这些患者，最适合采用人工髋关节置换术治疗。

四、物理康复

（一）电疗法

1. 直流电疗法

直流电是方向不变的电流，应用50～100 V的平稳直流电压作用于机体的一定部位达到防治疾病促进康复目的的方法称为直流电疗法。它是最早应用的一种电疗法。

（1）直流电通过人体的生理作用

直流电通过机体时，由于电解、电泳、电渗作用，体内的离子、水分和蛋白胶体微粒发生移动，因其离子方向不同而产生离子浓度的变化，继而引起细胞渗透性、兴奋性的一系列改变。在阴极部位，由于K^+、Na^+堆积，细胞变疏松，通透性增加。此外，K^+能抑制胆碱酯酶的活性，使乙酰胆碱含量相对增高，神经肌肉兴奋性增高。在阳极部位，Ca^{2+}、Mg^{2+}增多，细胞膜变致密，通透性降低，同时Ca^{2+}能激发胆碱酯酶活性，促使乙酰胆碱分解，表现为组织的兴奋性降低。

（2）作用特点与临床应用

①在直流电作用下，感觉神经末梢和血管壁上的感受器受刺激，通过反射作用

使末梢血管扩张；另外，电解作用使组织释放，引起管壁渗透性增加，改善血液供应，加速代谢产物的排出，提高了组织细胞的生活能力，使再生过程加强。

②故小剂量的直流电阴极治疗骨折，可促使骨质生长旺盛，在股骨头坏死的治疗中有一定作用。

③应用断续直流电时，可引起运动神经所支配的骨骼肌收缩。临床上利用直流电阴极对运动神经的兴奋刺激，可使受损的坐骨神经纤维再生加速，防止肌肉萎缩，为股骨头坏死的早日康复创造有利条件。

④直流电疗仪是利用晶体管将交流电进行全波整流，经滤波电路输出平稳直流电。应用电压在100 V以下，电流输出0～50 mA连续可调。干电池也可作直流电电源。电极包括电极板和衬垫，电极板多采用薄铅片或导电橡胶，衬垫用无颜色的吸水性好的棉织品，厚约1 cm。

治疗是将电极衬垫直接接触皮肤通以直流电进行，电流密度为0.05～0.1 mA/cm^2，每次时间为20～30 min。

2. 低频电疗法

（1）感应电疗法

应用电磁感应原理产生一种双相、不对称的低频脉冲电流以防治疾病、促进患肢康复的方法，称为感应电疗法。

①临床应用。

用感应电刺激，使肌肉发生被动性收缩，防治肌萎缩，恢复和保存运动功能。由于肌肉收缩运动对防治粘连和促进肢体血液和淋巴循环有重要作用，故对股骨头坏死患者的早日康复有一定益处。

②设备及使用方法。

设备包括直流感应电疗仪、电极及衬垫。应用频率为5～40 Hz，峰值电压在60 V以下。治疗时将电极衬垫直接接触皮肤并通以感应电，治疗时间为每次15～20 min。

（2）间动电疗法

间动电流是将50 Hz正弦交流电经过半波或全波整流后，叠加在直流电上而构成的一种脉冲电流，脉冲频率为50～100 Hz，单个脉冲持续时间为10 ms。

①作用特点和临床应用。

主要引起肌肉微小震颤感和舒适的刺激，干扰和阻断疼痛冲动传导，故止痛作用明显，另外，正弦电流能兴奋神经肌肉组织，引起肌肉收缩，也可用于防治失用性肌萎缩。

②设备及使用方法。

治疗设备包括间动电流治疗机（输出电流脉冲波0～20 mA连续可调，直流0～10 mA连续可调）、电极及衬垫。治疗方法是将电极衬垫直接接触皮肤通以间动电流，电流强度以能被皮肤耐受为准，时间为每次15～25 min。

3. 中频电疗法

应用频率为1～100 kHz的电流作用于人体，以治疗疾病的方法称为中频电疗法。中频电流可以进入人体深处，有良好的镇痛和促进局部血液循环的作用，对骨骼有明显刺激作用。

（1）干扰电疗法

应用两组频率相差0～100 Hz的等幅中频正弦电流，以四个电极交叉地作用于人体，在体内形成干扰场，按无线电学的差拍原理产生0～100 Hz低频调制的中频电流，并以这种“内生”电流来治疗疾病的方法称为干扰电疗法，其频率和强度不断变化，可减少肌体适应性，提高疗效。

①作用特点和临床应用。

干扰电疗法可使痛阈明显升高，且镇痛作用强而持久；对运动神经和骨骼肌有明显刺激作用，从而锻炼骨骼肌；也能促进局部血液循环，且持续时间长，故对患处疼痛的改善、营养供应有重要作用。

②设备和使用方法。

使用设备为干扰电疗机。治疗时可采用固定法、运动法或抽吸法，将干扰电流通过不同形式电极，对人体进行治疗。

（2）正弦调制中频电疗法

正弦调制中频电疗法是一种应用低频10～150 Hz调制的中频2 000～5 000 Hz正弦电流治疗疾病的方法。

①作用特点与临床应用。

该疗法的主要作用包括：使血管扩张，血液循环加速，组织营养代谢改善；增强骨骼肌的活动功能，并对非化脓性炎症有促进消散和吸收作用，故对患处血液供应、防治失用性肌萎缩等有促进作用。

②设备和使用方法。

使用设备为正弦调制中频电疗机。

4. 高频电疗法

应用电磁振荡频率超过100 kHz的交流电，作用于人体以治疗疾病，促进患肢康复的方法称为高频电疗法。其治疗作用的基础是热作用，有良好的解痉、止痛效果。没有电解作用，对运动神经、肌肉均无刺激作用。下面主要介绍其中的短波疗法。

短波疗法是一种应用波长为10～100 m，频率为3～30 MHz的高频振荡电流在导体中产生的磁场和电场能，并主要是利用磁场能作用于人体以治疗疾病的方法。短波电流可促进深部组织器官的血液循环，具有解痉、消炎、止痛作用，且更有刺激骨骼生长的作用，促进骨折的愈合。常用波长为22.4 m或11.06 m、输出功率为300 W短波治疗机。通过电缆电极、盘形电极和电容电极对人体进行治疗。

（二）光疗法

光疗法是利用各种光辐射能作用于人体以达到防治疾病的方法。其中包括天然的日光和人工光线（如红外线、紫外线、可见光、激光）。现仅介绍在股骨头坏死康复治疗中可应用的紫外线辐射疗法。

人工紫外线是一种光化学辐射线，可分为长波紫外线（400～320 nm）、中波紫外线（320～280 nm）和短波紫外线（280～180 nm）。长波紫外线生物作用较弱；中波紫外线可使维生素D原转化为维生素D，加速再生，促进上皮生长等；短波紫外线可引起蛋白质和类脂体结构的变化，故对细菌和病毒有显著杀灭或抑制其生长繁殖的作用。紫外线照射促进皮肤中7-脱氢胆固醇转变为维生素D_2和维生素D_3，此种物质进入血液后可改善钙磷代谢，促进骨组织钙化，对老年的、虚弱的、卧床的患者可帮助其减轻骨质疏松，对骨折的迟缓愈合或不愈合有一定效果。

在临床上多采用各式汞灯，利用汞蒸气电弧辐射紫外线。高压汞灯灯管内的汞蒸气压力大于1×10^5 Pa，辐射全波段紫外线，大多数医疗单位采用此种灯。治疗时选用适当紫外线灯进行全身照射、局部照射和体腔照射。

在治疗中，如患者伴有心力衰竭、活动性肺结核、动脉硬化、甲状腺功能亢进、肾功能不全、肝功能不全、红斑狼疮活动期、急性湿疹等均属禁忌。

（三）超声波疗法

1. 临床应用

因骨骼对超声波的吸收能力很强，小剂量多次辐射（0.1～0.4 W/cm^2），可刺激骨痂生长，故对骨病的康复有重要作用。在临床应用时要注意以下事项。

因在超声波的作用下，骨、软骨、骨膜、骨内膜、软骨膜、骨髓等因界面反射可形成局部高温，故剂量过大可引起骨膜疼痛。

大剂量超声波反使骨折愈合迟缓，并可使未完全骨化的骨骼发育不全，对骨髓亦可有破坏作用，甚至可引起自发骨折，故儿童及未成年的骨骼禁用超声波。

对伴有活动性肺结核、血管硬化、心绞痛、心衰患者、血栓性静脉炎者及孕妇有阴道出血倾向者禁用或慎用。

2. 超声波操作技术

（1）直接治疗法

将声头直接压贴在治疗部位，在皮肤与声头之间加接触剂，如石蜡油、甘油、凡士林等。直接治疗法又分为移动法与固定法两种。

①移动法。

移动法是较常用，应用时在治疗部位做缓慢往复移动或做圆圈移动，移动速度以每秒3～6 cm为宜，常用强度为0.5～3 W/cm^2。

②固定法。

固定法是将声头固定于治疗部位。用此法时须密切注意，因在不同分界面上可能产生强烈的温热作用，而出现骨膜疼痛反应，故治疗剂量宜小于移动法的1/3，一般常用最大强度为0.2～0.5 W/cm^2。

（2）水下辐射法

为避免水中气体对超声波的吸收，尽可能减少空气含量，故应先将水煮沸除气。治疗时将声头与肢体浸入温开水中，声头距治疗部位2～3 cm，做缓慢往复移动。使用剂量较移动法稍大。

（四）温热疗法

利用各种热源直接传导给人体，而达到治疗康复目的，这种方法称为“温热疗法”，也称为“传导热疗法”。常用的温热疗法有石蜡疗法、泥疗法、热包裹疗法等。

1. 临床作用

温热疗法能促进深部血管扩张，促使温度达到深部组织，促进血液、淋巴循环，改善组织的代谢过程，促进炎症产物及废物的溶解吸收，增强局部组织营养，提高恢复能力，缓解疼痛，故对治疗关节痛有一定作用。

2. 治疗方法

（1）石蜡疗法

石蜡疗法是应用加热溶解石蜡作为温热的介质将热能传至机体达到防治疾病的

方法。石蜡具有热容量大、导热性小，没有对流，冷却后能放出较大热量，保持热量时间长等作用。

设备及方法：

医用高纯度石蜡，熔点50～54 ℃，pH值中性的石蜡数千克。

溶蜡套锅一对（大小锅各一个），搪瓷蜡盘数个，以及蜡用瓷盆。

油布数块、纱布数块、棉垫数个（保温用），毛巾等。

板刷或排笔，将石蜡熔化倒入瓷盘中凝固后直接敷于患部进行治疗。时间为每次30～40 min。

（2）热包裹疗法

该法主要是以水热蒸汽的形式通过数层毛巾布达到机体作用于局部以实现防治疾病促进机体康复的一种方法。它具有热容量大，导热能力强等特点，它还具有化学作用且无副作用。

设备和方法：热包裹加热器、热包裹垫子等。治疗时将热包裹垫子加热至70～100 ℃，立即放在铺有12层毛巾布的患处，使皮肤温度达50 ℃左右，然后棉垫包裹保温进行治疗。时间为每次30～40 min。

二、运动疗法

（一）康复运动锻炼原则

股骨头坏死患者功能锻炼不能盲目进行，必须在医生或康复师的指导下适时、适量地进行，否则不但无益反而有害。因此在进行功能锻炼时必须遵循以下原则。

①必须在医生指导下，根据病程、手术方式、患者的耐受程度采取个性化的功能锻炼，不能要求所有的患者在同一时间内都完成相同的运动。

②坚持主动运动、被动运动相结合，以主动运动为主的方式进行功能锻炼。

③活动范围和力度由小到大，关节活动的顺序由远端到近端，活动频次由少到多，采取循序渐进的方式进行康复锻炼，切忌急躁、暴力。

④康复锻炼以不引起患肢的疼痛、肿胀，或仅有轻微的疼痛、肿胀，且能很快恢复，次日一切正常为度，分次少量进行。

（二）康复运动治疗始于评估

在开始康复前认真对患者进行评估，全面了解患者病情及影响康复的因素，制定个性化的康复方案，才能为患者提供适用于自己的个性化康复锻炼。具体评估如下方法。

①观察步态，确定步态类型，是否有跛行，是否需要拐杖、助行器。

②检查双髋关节活动范围，记录影响的因素，如疼痛和其他关节情况。

③测定肌力，注意患肢肌萎缩情况。

④鉴别疼痛是在休息时发生还是在负重时出现。

⑤患者疼痛的级别，能否忍受及忍受的程度。

⑥患者心理状态的评估，如有无焦虑、恐惧心理，对康复锻炼所持态度。

⑦患者亲友对于开展康复锻炼的态度是支持还是反对。

（三）康复运动治疗方法

1. 术前康复锻炼

患者手术后伤口疼痛、身体虚弱，此时开展康复锻炼，患者力不从心，而且由于还没有掌握练习的要领，动作不准确，增加了康复锻炼的危险性。因此有必要在术前开展康复锻炼训练，使患者预先掌握康复锻炼的方法，减少手术后进行康复锻炼的恐惧感，增加术后康复锻炼的安全性，为术后康复锻炼打下坚实的基础。

（1）训练引体向上抬臀运动，锻炼上肢肌肉的力量，保持上肢的力量是安全、有效地使用拐杖和体位转移的先决条件，应贯穿于术前、术后。其方法如下：采取平卧或半卧位，患肢外展中立，健侧下肢屈膝支撑于床面，双手用力撑床，使身体整个抬起，臀部抬高保持10 s左右。如果条件允许应给患者安排有吊环的牵引床，这样可以双上肢拉住吊环进行锻炼。

（2）训练正确使用拐杖及助行器。

（3）指导下肢肌的锻炼方法。

①股四头肌的等长收缩训练：踝关节背伸，绷紧腿部肌肉5～10 s后放松，再绷紧、放松，如此反复练习。

②等张收缩训练：做直腿抬高、小范围的屈膝屈髋活动、小腿下垂床边的踢腿练习。直腿抬高要求足跟离床20 cm左右、空中停顿5～10 s后放松。

③臀大肌收缩练习法：将一硬枕放在患肢膝下，让患者尽量伸膝下压。每个动作收缩5～10 s，放松5～10 s，20～30次/组，每日2～3组。

④腓肠肌的训练：膝关节伸直，患者尽力使跖屈，足尖向下踩，保持5～10 s，然后让踝关节背伸，足尖尽量向上勾，保持5～10 s，如此重复练习。

2. 术后康复锻炼

介入治疗术的损伤小，术后当天可以进行等长收缩锻炼，24 h后对单侧关节病变的病变侧严格避免负重，可扶拐、带坐骨支架、用助行器行走；对双侧同时受累的患者嘱卧床休息或坐轮椅，上厕所应用坐式便器，为了避免患肢废用综合征的发生，在卧床休息的同时，要进行股四头肌的舒缩活动、膝关节的伸屈活动，以及适当的直腿抬高等活动。髓芯减压术后的康复锻炼该术对于机体的损伤也比较小，术后的康复锻炼与介入术后的基本相同，只是下床行走的时间要晚，在术后1周左右。

3. 髋关节置换术后的康复锻炼

（1）床上康复锻炼

康复的原则是使康复治疗早期介入，术后当天晚上应立即开始康复。回病房后，搬动时小心抬起臀部，注意采用合适体位，以防假体脱位及伤口出血。患肢应保持髋关节外展10°～30°，屈曲10°～15°内外旋中立位。不侧卧，两腿中间放外展架或三角枕，必要时准备合适的丁字鞋。注意病人呼吸情况，开始做深呼吸练习和常规咳嗽，在生命体征平稳后，在术侧肢体下方垫入适当的软垫，使髋膝稍屈曲，防止患肢外旋。康复锻炼应鼓励并帮助病人做小腿和踝关节的被动和主动活动以及股四头肌的等长收缩锻炼，每小时10次左右，踝的动作包括踝的背屈及环绕运动，加速下肢静脉回流。

术后第一天，撤除软垫，尽量伸直术侧下肢，以防屈髋畸形。因术后产痛或畏痛，多数患者对患肢活动有恐惧感，在给予患者有效的药物止痛后，可帮助其被动活动，如腿部肌丛的按摩、踝关节和膝关节的被动活动，上身及臀部的活动，如引体向上等，每次5～10 min，每小时1～2次。术后6 h可开始做股四头肌、臀肌、腓肠肌的等长收缩活动，一定要遵守康复锻炼的原则，不宜过累。同时指导进行深呼吸、有效咳嗽和排痰。患肢置于外展中立位，通过收紧大腿肌肉把膝盖背面压在床上，以及两侧臀部收缩做主动肌肉等长舒缩训练，保持5 s以上每小时做10次，每次5～10 min。注意所有的床上活动都必须保持患肢外展中立位，并且需要进行康复锻炼的不仅是患肢，上肢及健肢均需要进行锻炼。

术后第2天，做踝关节主动屈伸练习，加强腿部股四头肌肌肉的等长和等张收缩训练运动，以保持肌肉张力和髋膝关节被动活动。开始髋、膝屈伸练习，逐渐由起初的被动活动、主动加辅助到主动练习过渡，开始活动范围髋为25°，膝为40°，以后逐步增加。注意运动量由小到大，活动时间由短到长，所有的床上活动均在患肢外展中立位的状态下进行。

CPM肢体智能运动训练治疗护理器（简称CPM机）在术后第3天起用为宜。持续被动活动是早期功能锻炼的主要手段。一般先从小的角度（30°～40°）开始，以后逐步增加，每天增加5°～10°，早期频率应慢，以后根据病情好转逐步加快。每天2～3次，每次60 min左右，治疗可连续2～3周。

除在CPM机上进行被动活动外，术后第4～5天至术后1周左右髋膝关节的屈伸练习由起初的被动向主动加辅助到完全主动练习过渡。特别是对术前有屈曲畸形的病例。嘱患者髋下垫枕，充分伸展屈髋肌及关节囊前部或做术侧髋关节主动伸直动作，伸直患肢进行抬腿练习，这样既可增加静脉回流，锻炼股四头肌，防止股四头肌的萎缩，又可主动屈曲髋关节。注意髋关节适当外展，并置于旋转中立位。病人每天操练3次，每次10个动作。

术后1周病床可摇升至45°，进行坐位练习。患者平卧于床上，患肢呈外展位。让患者屈曲健侧下肢，伸直患肢，用双手支撑半坐起。利用双手及健侧支撑力将臀部向患侧移，然后再移动健侧下肢及上身。重复以上动作，嘱患者双手及健肢同时用力撑床，以臀部为轴旋坐起。注意患侧髋屈曲不能超过90°。坐的时间不宜长，否则容易使髋关节疲劳，髋关节畸形也得不到很好的矫正，每天4～6次，每次20 min。患者也可以坐于床边，双手后撑，主动伸髋关节，充分伸展屈髋肌及关节囊前部。坐位是髋关节最容易出现脱位的体位。如果术后关节稳定性欠佳，应放弃坐位练习。

（2）离床康复锻炼

时间一般是在术后的4～5 d病情平稳后开始进行离床康复锻炼（采用骨水泥固定者可以在术后4～5 d进行，非骨水泥固定者则需要在7～10 d后进行，须视患者情况而定），此前逐渐延长半卧位时间，为离床锻炼做准备。先移至健侧床边，健侧腿先离床并使脚着地，患肢外展、屈髋＜45°，由他人协助抬起上身，使患肢离床脚着地，再拄双拐站起。上床时，按相反方向进行，即患肢先上床。离床活动第1天务必离床时缓慢，在床旁拄双拐站立，无不适再在床周行走，一定要小心，防虚脱，防他人撞伤。次日如无不适则可在室内行走，行走距离逐渐延长，但每次不宜超过30 min，可在上、下午睡前各1次，行走时患肢应始终保持外展30°左右，不能用力，护士或家属在旁守护，以免意外。手术2周后，站立位练习的同时进行步行训练以及上下楼梯训练。当术后2周，切口一期愈合拆线后，没有任何术后早期并发症迹象，患者能够独立起床、卧床，能够在平地上行走并能走几级台阶时出院，患者出院后仍要继续康复锻炼。

（3）日常生活中的康复指导

术后6个月内避免双腿交叉，不能坐矮、软的椅子、沙发，坐位时屈髋不超过90°，身体不能前倾，不能弯腰拾东西或下蹲，以免引起髋脱位，转身时应以健肢为转轴，洗澡时使用淋浴器或坐在浴缸中的淋浴椅上，防止滑倒。3个月内不能完全患侧卧位。完全康复后可进行适当的体育活动，如骑车，并保持适当的体重，避免对髋关节产生过度压力的活动。

4. 股骨头坏死保髋术后的康复锻炼

（1）卧位康复锻炼

术后早期4～6周指导患者卧床进行如下训练。

①增强肌力训练。

术后麻醉平面消失后，卧位牵引下做股四头肌收缩运动、踝关节背伸跖屈运动。肌力训练应为等长收缩锻炼，主要训练股四头肌、胫前肌、小腿三头肌，每完成1次股四头肌收、缩舒张和踝关节背伸、跖屈为1遍。术后第1天活动频率为每天2次，每次20遍，逐渐增加。

②关节活动度训练。

主要进行连续被动运动，利用CPM机，术后第1天从小角度（30°～60°）开始，逐渐增加，以病人能耐受为度，运动频率以1～2 min为1遍，每天2次，每次30 min（15～20遍）。去除牵引后（6～12周）在床上重复第1阶段训练的基础上做以下锻炼。

Ⅰ. 髋关节屈曲、内收和外展功能训练：该训练主要有2个动作。一个动作是卧位屈髋：双足跟靠拢，双手推膝向外分开和向内合拢运动各4遍；然后双足跟尽量分开，双手推膝合拢和分开运动各4遍；卧位双手抱患肢膝关节做屈髋运动4遍。另一个动作是卧位起坐：双臂前伸，双手尽量触摸患足做屈髋运动4遍。全部动作做完为1次，每天6～8次。

Ⅱ. 增强关节柔软度锻炼：主要为被动静力牵引，术后晚上睡眠时经常用踝牵引套牵引患肢。

（2）坐位康复锻炼

术后12～16周，患者扶双拐下床坐位行髋关节锻炼：双手抱患肢膝关节做屈髋运动4遍；双足跟靠拢双手推膝关节做髋关节外旋运动4遍；双足跟尽量分开，双手推膝做髋内旋运动4遍；患肢伸直，足跟着地，足尖做髋内旋和外旋运动各4遍。做完全部动作为1次，每天8～10次。此法主要锻炼髋关节屈曲和内外旋转功能。

（3）立位康复锻炼

术后16～24周，患者以手扶物弃拐行以下髋关节训练：双手扶栏杆，下蹲和起立做屈髋运动4遍；侧身健侧手扶栏杆，患肢做前踢后伸运动4遍。做完全部动作为1次，每天10～12次。此法主要锻炼髋周肌力量。

5. 股骨头坏死非手术治疗的康复锻炼

股骨头坏死非手术疗法适用于青少年患者，也适用于成年人病变范围属于Ficat Ⅰ、Ⅱ期者。通常，采取行下肢牵引、推拿、针灸、理疗、中药药敷等方法均能缓解症状，结合避免下肢负重、适当的康复锻炼可痊愈，所需时间一般是6～24个月，肥胖患者其间还要注意控制体重。

（1）使用拐杖或助行器

拐杖和助行器均为辅助行走的器械，它的作用在于分担体重，减轻下肢负荷，保护髋关节，在股骨头坏死患者的康复期使用广泛。

①拐杖的使用。

首先要选择长度合适的腋杖，通常自腋下2～3横指处斜量至足小趾前外侧15～20 cm，同时注意结合患者的感受来选出适宜的拐杖。行走时以手握横柄进行负重，肘关节应置于30°位，不能利用腋窝负重，防止时间久了损伤臂丛神经。还要注意拐杖的顶端要使用软垫包好，底端要有防滑垫，以减少对腋部的刺激和防止滑倒。一般按照先双拐再单拐后用手杖最后弃拐的顺序进行。

Ⅰ.双拐行走：使用双拐可使患侧下肢完全不负重或部分负重，使用时要注意身体的重心必须放在健肢或双拐，不能放于患肢。平地行走时将拐杖同时放在身体前面适当的距离，再向前迈出患肢，最后向前迈出健肢，并超越患肢，亦可患肢与双拐同时前进。转弯时，应以健肢为支撑点，患肢向健肢移动，其目的是避免患肢过度外旋。上楼时拄双拐于楼梯前合适位置，按照健肢—患肢—双拐的顺序上台阶。下楼时，双拐先将身体重心移到健肢，按照双拐—患肢—健肢的顺序下台阶。

Ⅱ.单拐行走：当患肢可以部分负重时使用单拐，单拐必须置于健侧腋下，并与患肢同时行走。

②助行器的使用。

平地行走时提起助行器架子放在前方，先迈出患肢再迈出健肢。上楼梯时将助行器折叠好，一手扶楼梯栏杆，一手提助行器。将助行器放在上一级台阶，身体向前倾，迈健肢至上一台阶，患肢跟上。下楼梯时先将助行器折好，一手扶栏杆，一手提助行器放在下一台阶上，迈患肢至下一台阶，健肢跟下。助行器相对于拐杖来说更为安全，因此也适合髋关节置换手术初期使用。

（2）髋关节的功能练习

康复锻炼的目的是恢复髋关节的功能，提高患者的生存质量，因此必须主动练习髋关节的屈、伸、内收、外展等功能。首先在医生指导下根据病变是单侧还是双侧以及病变程度、个人的体质，选择适宜的站、坐、卧位锻炼方法。一般来说，站立时有扶物下蹲法、患肢摆动法、患肢内外旋法，坐位时有屈髋法、抱膝法、开合法、分合法、蹬车活动法等，卧位可采取蹬空屈体法、抱膝法、屈髋分合法、患肢摆动法、后伸法等。还可进行髋关节后伸抗阻训练及坐位股四头肌抗阻训练，抗阻量应逐步增加到患者耐受量，患髋运动至一定角度引起疼痛时，应暂停运动，以避开疼痛部位，选择在疼痛运动弧两侧进行髋关节屈伸训练。根据个人体质可每天锻炼100～300次，分3～4次进行。

（3）借助自行车、三轮车练习关节活动度

骑车运动可练习关节活动度，同时也是一项很好的有氧运动，可以有效地增加肺活量。骑车场地一定要宽阔、车稀人少，必要时家人陪同，防止发生意外。相比之下，在室内练习骑功率自行车更为安全。每天的运动量要因人而异，可每天运动1小时，分次进行。

（4）抗阻训练

患者取仰卧位，对其患肢进行伸直抗阻训练，髋关节则进行屈伸内收及外展抗阻练习；俯位下将患肢向上抬高并进行抗阻练习；侧卧位进行伸髋屈膝及髋关节外展抗阻训练。每天2次，每次30 min，连续训练20 d后，开展股四头肌腘绳肌及臀肌的抗阻练习。

综上所述，对于一个股骨头坏死的患者，康复治疗方法是综合的，包括对手术的保护，对局部疼痛等症状的处理以及促进肢体功能的恢复等多个方面。如包括控制疼痛、局部伤口瘢痕及关节内粘连的处理等。控制疼痛亦是康复治疗的一个重要方面，并贯穿整个康复过程。术后3 d以内是控制疼痛的重要阶段，采用静脉或硬膜外置管的自控性镇痛泵，维持少量、定时给药，对个别耐痛能力极差的患者可延长至7 d。而对于软化局部瘢痕则可以对手法治疗术后2周伤口Ⅰ期愈合的患者运用理筋手法治疗，重点是软化局部瘢痕及关节内粘连，改善髋关节功能。此外，适度适宜的中药熏洗，配合推拿手法，每天2次，每次30 min，进行局部处理也可以起到舒筋活血的作用。往往中西治疗配合使用对股骨头坏死患者最终的功能康复能达到更好的疗效。

第二节　髋关节软组织损伤以及置换后的康复

一、髋关节软组织损伤的康复治疗

（一）发病原因

1. 直接外力

如骑自行车或滑冰时摔落可导致髋关节盂唇撕裂，在各种对抗性运动锻炼中受到冲撞或运动时不小心摔倒在地会造成局部撞击伤。

2. 重复应力

长时间跑步，髋关节盂唇部分区域长时间反复受力可导致髋关节盂唇损伤或撕裂；进行跑步、骑车或者其他涉及屈髋动作的运动时，屈髋肌群反复受力而没有获得充足的休息，可导致屈髋肌群拉伤。

3. 肌肉突然收缩

运动时，下肢处于大腿外旋和髋部外展位，内收肌群若突然发力收缩，易导致拉伤。

4. 肌肉无力或失衡

髋关节内收肌群无力或内收肌群比外展肌群弱，主动肌和拮抗肌失衡，在运动过程中易导致内收肌群拉伤。

5. 运动前准备不足

运动前未进行正确拉伸和热身的情况下，肌肉承受过大张力容易导致肌肉拉伤。

（二）临床表现

1. 疼痛

内收肌拉伤时，大腿内侧或腹股沟会出现急性或慢性疼痛，做抗阻内收动作时，疼痛加剧；屈髋肌群拉伤后，髋关节前部腹股沟上部区域疼痛；盂唇撕裂可能导致髋关节侧、髋关节前、腹股沟内侧甚至是臀部疼痛，取决于损伤的具体部位，若前外侧盂唇损伤，髋关节前推、旋转或踢腿时产生疼痛或不稳定感，屈曲股骨向后伸髋关节时，如果产生类似的症状，就要怀疑后盂唇撕裂。

2. 肿胀

髋关节对应损伤部位因内部撕裂出血会发生肿胀。内收肌拉伤导致完全断裂时，远端耻骨有明显肿胀，压之有缺陷，内收肌群的起点也可能发生撕脱性骨折而导致肿胀。屈髋肌群拉伤时，患侧腹股沟部有明显的压痛与肿胀。

3. 畸形

屈髋肌群拉伤时，患肢无法负重行走，骨盆倾斜，查体时骨盆向患侧倾斜，髋膝微屈，关节各方向运动受限，患肢呈外展外旋半屈曲位，并呈假性变长。

4. 活动受限

屈髋肌群拉伤时，患肢无法负重行走，呈保护性姿态，如跛行、拖拉步态；盂唇撕裂时，髋关节主动活动会产生扯断感或发出“啪”声，在被动活动下会有活动范围受限。

5. 辅助检查

髋关节X线片可能有助于识别肌腱附着处的撕脱性骨折，能识别髋臼发育不良，该病会导致股骨头活动受限，给盂唇造成压力，导致盂唇撕裂、耻骨骨炎或骨关节炎发生风险增高。MRI可显示受损区域的异常信号，有助于明确诊断。核磁共振造影用于检测盂唇撕裂的敏感度更高。

（三）康复治疗

急性软组织损伤的治疗目标为消肿、止痛及预防关节活动受限的产生。慢性软组织损伤的治疗应以改善患处关节的活动度、恢复其正常肌力为目标。

1. 急性软组织损伤的治疗策略

（1）RICE疗法

软组织损伤初期最有效的治疗方法是RICE疗法（rest, ice, compression, elevation）。受伤后立即采用该疗法能够减轻出血、肿胀及疼痛的情况，减轻对软组织的损害，有助于日后的治疗，同时可缩短康复时间。

①R（rest，休息）。

固定受伤的部位，必要时可进行绷带包扎有助于减慢血流涌向受伤部位的速度，避免进一步伤害的发生。

②I（ice，冰敷）。

立即施以冰敷，损伤发生后的72 h之内都可以进行。通常采用袋装碎冰，如果无法获得袋装碎冰，任何冰冻的东西都可以加以利用，即使用冷水冲淋也比不做任何处理要好。冰敷时一般用湿毛巾包住冰块，不要直接接触皮肤，否则可能会出现冻伤。

通常每隔2 h冰敷20 min。儿童、老年人、对冷刺激过于敏感者及循环系统存在疾病者，可以每小时冰敷2次，每次3～5 min。最安全的方法是患者根据自己对伤处的感觉进行冰敷时长的判断，应为伤处觉得舒服的最大时长，一旦有疼痛或过度不适，则应立即停止。

③C（compression，加压包扎）。

加压包扎有两个目的：一是止血和消肿，二是对受伤部位起到支撑作用。因此，需要用宽的、牢固且有弹性的绷带包扎伤处，伤处的正面和背面皆应进行缠绕。

④E（elevation，抬高患处）。

尽可能地抬高患处，使之保持在心脏水平位置之上，有利于血液回流，促进止血和消肿。

（2）物理因子治疗

可进行无热量短波、激光、脉冲磁疗等无发热的治疗，以缓解炎症、减轻疼痛、改善循环、消除肿胀。

（3）被动活动

在肌骨超声检查或MRI排除骨、软骨、韧带、盂唇等重要结构的损害后，可借助CPM机或治疗师徒手在患者无明显疼痛的范围内帮助患者进行被动活动，每日1～3次，每次15 min，可预防关节粘连的发生。

（4）注意事项

在损伤发生后的72 h内，为避免加重伤口出血、肿胀和疼痛的程度，损伤部位切忌进行热敷，包括加热灯、可发热的药膏、温泉、按摩浴和桑拿等。同时，应避免损伤部位活动或者对其进行按摩，不能过量饮酒。

2. 康复期的治疗策略

（1）物理因子治疗

除上述物理因子疗法外，超声疗法、经皮神经电刺激疗法（TENS）和热疗法可抑制瘢痕组织生长，增加损伤部位的血液供给。对于深部的软组织损伤，比如髋关节盂唇撕裂，可应用干扰电疗法，其导入人体组织时阻抗最小、深度很深，在人体内形成能起治疗功能的低频电流。

（2）手法治疗

可去除多余的瘢痕组织，力量应由轻及重，集中力量直接按摩痛点。

①内收肌拉伤的手法治疗。

Ⅰ. 患者取侧卧位，治疗师的同侧手放在患者同侧大腿中部，手指轻轻展开。

Ⅱ. 拇指大致位于缝匠肌上部，长收肌在食指下，股薄肌在中指下，大收肌在无名指下，腘绳肌肌腱在小指下，轻轻按压。

Ⅲ. 双肘伸直，用拳头轻压患者的大腿内侧，滚动拳面，借助自己的体重慢速将内收肌群推离中线。

Ⅳ. 使用指尖或指间关节打开肌间隔。骨盆前倾时需上提前侧肌间隔、下降后侧肌间隔，骨盆后倾时相反。治疗缝匠肌下的前间隔时，手掌要与大腿成一个小的角度，不能把力量直接压到大腿上，以避免压迫大腿内部走行的神经血管束。

Ⅴ. 在股薄肌和大收肌之间的空隙触及小转子周围组织。手指弯曲以向下牵拉组织，可用上面的手指增加按压的力量。

Ⅵ. 放松耻骨肌时患者取仰卧位，膝关节弯曲，治疗师将无名指放在长收肌肌腱上，手掌沿着大腿内侧向前内侧滑动至耻骨侧面。让患者向对侧肩关节方向抬起大腿，治疗师予以对抗，便可定位耻骨肌的位置，放松耻骨肌的远端，可以向骨盆方向勾动手指，放松耻骨肌的近端，可以向股骨方向勾动手指。

②屈髋肌拉伤的手法治疗。

Ⅰ. 放松髂肌时，患者取仰卧位，将皮肤从腹部轻轻向外侧推向髂前上棘，手指触及髂窝，用力就能在深部触及腰大肌。在髂肌和腰大肌之间的凹陷内，轻轻地用手指剥离髂筋膜，以分离髂肌和腰大肌。

Ⅱ. 放松腰大肌时患者取仰卧位，膝关节弯曲，脚平放在治疗床上，与之前的动作一样，继续沿着髂窝内侧向下滑即可触及腰大肌外侧。如果患者骨盆前倾，应将重点放在内侧纤维，如果骨盆后倾，重点应该放在外侧纤维。

Ⅲ. 治疗结束前需采用平衡双侧的手法治疗。

患者仰卧，膝关节屈曲，脚踩床面，轻轻触压两侧腰大肌，同时让患者慢慢地前倾和后倾骨盆数次。

③髋关节盂唇撕裂的手法治疗。

通常应用Ⅰ级或Ⅱ级关节松动术以促进关节液的流动、增加关节软骨的营养、恢复关节内结构的正常位置、抑制脊髓和脑干致痛物质的释放从而缓解疼痛，增加关节周围软组织的延展性，有助于恢复全范围的关节运动。

Ⅰ. 向前滑动：可改善髋关节伸展和外旋的活动。患者取侧卧位，治疗侧在上，屈髋屈膝，两腿间放一个枕头使关节位于中立位放松。治疗师站在患者后方，以两手拇指抵住患者股骨大转子后方，躯干重心前后移动将力传递至拇指着力点，注意滑动方向垂直于股骨长轴方向，推动股骨大转子向前方滑动。

Ⅱ. 向后滑动：可改善髋关节屈曲和内旋的活动。患者体位同上。治疗师站在患者前方，以两手拇指抵住患者股骨大转子前方，躯干重心前后移动将力传递至拇指着力点，注意滑动方向垂直于股骨长轴方向，推动股骨大转子向后方滑动。

Ⅲ. 长轴牵引：可增加关节内的容积。患者体位同上。治疗师站于患者后方，双手握住患者膝关节上方，注意利用躯干体重沿股骨长轴方向用力，推动股骨向远端滑动。

（3）运动疗法

可恢复损伤后失去的柔韧性、力量、耐力、平衡和协调能力等。患者的损伤处痊愈之前即可开始运动，运动中要求不引起伤处疼痛。

①拉伸。

Ⅰ. 内收肌拉伸：患侧膝跪在地面上，健侧屈髋、外展成开放式，屈膝90°，双侧大腿保持90°。嘱患者收紧腹部并微微减小腰背的弓度，同时保持患侧臀部不弯曲，上半身完全挺直，小心地弯曲健侧膝盖，直至患腿内侧出现轻微酸胀感，拉伸5～10 s，放松5～10 s，反复进行5 min。随着柔韧性的不断提高，在初始姿势时可将患侧膝放在更加远离身体的位置。

Ⅱ.髂腰肌拉伸：患者坐在一张稳固的治疗床的边缘，背部平躺在床上，双手朝胸部方向拉起双腿，整个腰背部应紧贴于床面。双手抓住健侧膝盖，小心地伸直患腿直至患腿自然悬空，保持朝胸部方向拉伸侧膝，腰背部紧贴床面。放松悬空腿，让腿自然下垂，拉伸5～10 s。若想要加强拉伸效果，可以努力向胸部方向拉伸侧膝，然后放松健侧膝5～10 s；将患腿朝天花板方向抬起，以产生抗阻力，保持5～10 s，继续放松悬空腿以进一步拉伸，腿部自然下垂10～20 s，直至到达新的终止点，该技术为MET技术，重复2～3次。拉伸时身体躺的位置不能离床边太远，否则会限制悬空腿的活动；同时，身体躺的位置也不能离床边太近，否则会导致腰背部的拱度增加。腿部向胸部方向上提时要保证足够的幅度。腿部要抵住胸部，否则会导致腰背部无法贴在床面上。

②肌力及耐力训练。

Ⅰ.弹力带训练：髋关节屈曲/伸展肌力训练：患者取站立位，膝关节伸直，弹力带一端固定，另一端缠绕于脚踝，进行髋关节的屈曲/伸展活动。髋关节内收/外展肌群训练：训练外展肌时，患者取侧卧位，患侧在上，将环形弹力带套在患侧脚踝处或膝关节处，进行外展活动。内收肌训练时，患者取侧卧位，患肢在下，弹力带一端固定，另一端缠绕于脚踝，进行髋关节内收活动。

Ⅱ.可借助功率自行车进行耐力训练，每次30 min，训练强度为最大心率（220－年龄）的60%。等速训练器可针对性训练受损肌肉的肌力、耐力，每周2～3次。

二、人工髋关节置换的康复治疗

（一）人工髋关节置换术的适应证和禁忌证

常规的全髋关节置换术可以有效地解决由骨关节炎、类风湿关节炎、缺血性股骨头坏死和脑瘫性肌张力异常等原因引起的难治性髋关节骨质破坏问题。而非常规进行的全髋关节置换是治疗切开复位内固定无法治疗的髋部骨折的有效手段。

全髋关节置换术的禁忌证包括：髋臼骨缺损、髋关节周围结构异常、严重的医学危险因素、有感染的迹象、缺乏康复依从性、预计术后关节功能无显著改善。

目前全髋关节置换术中应用的假体预计使用寿命为20年。因此，行全髋关节置换术的患者年龄往往超过60岁。髋部骨折的年轻患者通常选择闭合复位内固定术，只有在关节功能受损严重并且疼痛难忍时才会选择该类术式。

（二）康复治疗

治疗师需要在早期以患者术前的自理能力和基础健康水平为目标，为其设立预期值。每个患者都应有自己的预期和康复进程，不同患者间会有差异。

1. 术前阶段

（1）时间

术前数日。

（2）目标

告知患者髋关节置换术后的注意事项，指导患者术后安全活动的方式并避免脱位，告知患者术后康复的基本计划。

（3）干预措施

①术前评估。

术前评估包括患者神经状态、生命体征、耐受性，以及患肢的长度差异、肿胀情况、肌力、关节活动度、伤口愈合能力。

②术后防范事项。

应在术前宣教中重点讲述，并在术后的康复过程中反复强调，有必要要求患者根据防范事项演示一遍安全的姿势和动作。包括：A. 采取后外侧入路患者髋关节屈曲禁止超过90°；B. 内收禁止超过身体中线；C. 禁止内旋；D. 采取前外侧入路者应避免外旋。

③助行器的使用。

向患者讲述术后康复过程中需要根据患者的负重计划使用辅助步行器具，并在术前指导患者使用助行器或者拐杖。如果患者采用的是非骨水泥假体，则需要进行非负重训练。在整个康复过程中患者必须同时遵守负重要求和活动度的限制。

④告知术后应开展训练项目。

A. 踝泵运动。B. 股四头肌、臀肌等长训练。C. 臀中肌训练：患者取仰卧位，做髋外展动作，若可带动髋关节运动为主动训练，若无法带动髋关节运动为等长训练。当患者需要在术中行股骨转子截骨术时，术后禁止外展动作。D. 滑床运动：患者取仰卧位，在髋关节允许的活动范围内保持足跟在床上滑动，以完成主动屈髋屈膝。

2. 住院早期阶段

（1）时间

术后1～2日。

（2）目标

预防足跟压疮、假体移位、下肢深静脉血栓、肺部积液等术后并发症；增强肌肉的收缩能力，以加强患肢的自主控制能力；开始移动训练以完成独立转运；在椅子上交替坐起30 min；让患者加深对于术后防范事项的理解。

（3）干预措施

向患者宣教咳嗽咳痰方法，指导进行肺功能训练，术后第2天开始进行床上训练、转移训练，并按需进行负重训练。

①手术当天。

A. 每2 h更换体位，以避免应激性溃疡，但要保持髋关节外展垫在位。B. 帮助患者回忆并遵守术后防范的内容。C. 踝泵运动，股四头肌、臀肌等长训练。

②术后第1天。

A. 踝泵运动，股四头肌、臀肌等长训练，建议患者应当每小时重复这些运动10次。B. 双上肢力量训练：用弹力带对肩关节进行抗阻肌力训练，肱二头肌、肱三头肌肌力训练。C. 体位转移训练：帮助患者从平卧位转为坐位，再从坐位转换为站立位。强调在体位转换过程中上肢的辅助作用，转换时应减少术侧肢体受力。

③术后第2天。

A. 继续之前所进行的训练。B. 滑床运动。C. 髋关节等长外展或者在辅助下行主动外展训练。D. 行走训练：根据患者的身高调整辅助工具。年龄较大的患者建议使用带前轮的助行器；年轻的患者建议使用拐杖，并指导其三点支撑的方法。根据手术的不同，在术者的指导下进行负重或非负重训练。通常为患者设定的步行短期目标为在工具的辅助下在平地上行走30 m。

3. 住院后期阶段

（1）时间

术后3～7天。

（2）目标

提高术后防范意识并继续遵守防范要求，在允许的范围内提高下肢的自主活动能力，增强上肢力量，独立转移，在工具辅助下独立行走，出院回家。

（3）干预措施

继续之前所进行的训练。同时进行爬楼梯训练，指导患者上楼时健侧先上，下楼时患侧先下。

（4）出院指征

患者能陈述和示范髋关节术后防范的内容；能独立转运；能独立完成训练要求；能独立行走并能在平地上步行30 m；能独立上下楼梯。

4. 离院阶段

（1）时间

术后1～6周。

（2）目标

确保患者转移和行走的独立性，回归工作或者社区活动。

（3）干预措施

第一，站位或坐位直腿拉伸活动，但应注意避免髋关节屈曲超过90°，站位拉伸运动可扶持稳定的桌子、助行器或者墙面进行。

第二，闭链训练：如提踵和半蹲，需在有稳定扶持的条件下进行。

第三，开链训练：在站立下行侧方跨步、髋关节屈曲、外展和伸直。侧方跨步是功能性的外展训练，可锻炼双侧臀肌，并且涉及偏心性髋关节旋转。

第四，有氧训练：如跑步机或家用健身自行车。

第五，步行训练：术后3～4周往往可以从前轮型助行器或者双拐过渡至单手手杖助行。通常再过3～4周后可不再使用手杖。将患肢放于楼梯上的改良弓步锻炼是上下楼训练的有效手段。

5. 家庭康复

针对无法按以上阶段进行康复介入而回家的患者，提出患者家庭康复建议。

（1）术后1～2天

阶段目标：保护伤口，预防术后并发症，提高患肢自主控制。

①等长训练：臀肌和股四头肌训练。②主动活动训练：踝泵。

（2）术后3～7天

天阶段目标：提高上下肢力量。

①主动活动训练：足跟滑动训练、髋关节外展、膝训练。②抗阻训练：用弹力带对上肢进行抗阻训练。

（3）术后1～6周

阶段目标：提高下肢平衡和肌力，促进患者回归日常活动。

①主动活动训练：足跟抬高，直腿抬高，髋外展，半蹲，上下楼。②拉伸：跟腱拉伸。③减重训练：水下锻炼。④有氧训练：家用健身车、跑步机。

三、髋关节置换术后康复

（一）第一阶段（术后1～7天）

1. 目标

（1）协助患者完成床边坐起、转移及站立训练。

（2）控制术后疼痛与水肿，预防深静脉血栓形成。

2. 注意事项

（1）患肢负重状态需严格遵循手术医师指导，可通过踩秤量化负重（建议范围：患肢承重＜4.5 kg）。

（2）避免患肢主动外旋或过度屈髋（屈度＞60°）。

3. 康复干预

（1）水肿与疼痛管理

①RICE原则：休息（rest）、冰敷（ice）（每次15～20 min，每日3～4次）、加压包扎（compression）、抬高患肢（elevation）。

②踝泵训练：主动背屈与跖屈踝关节（10～20次/组，每30 min为1组），促进血液循环，如图2-10、图2-11所示。

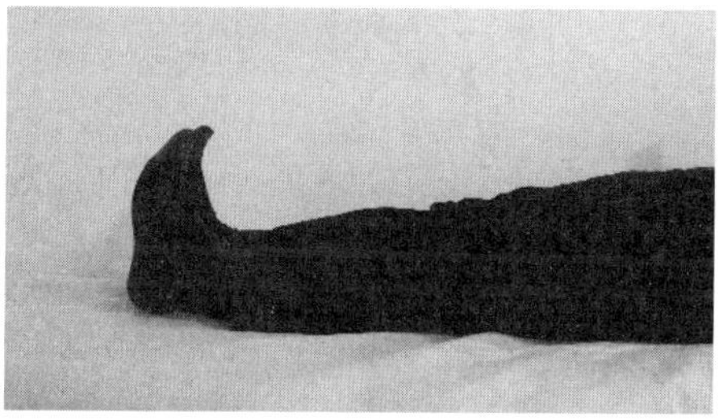

图2-10　踝关节背屈

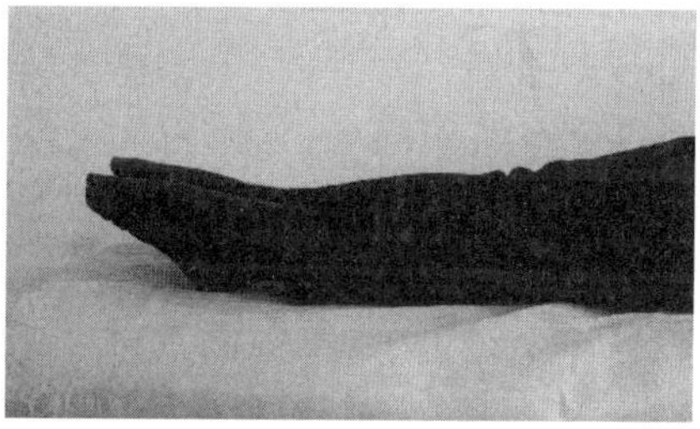

图2-11　踝关节跖屈

（2）关节活动度训练

①主动/辅助训练：仰卧位髋膝关节屈伸、外展/内收（5～10次/组，2～3组/次，每日2～3次），如图2-12至2-13所示。

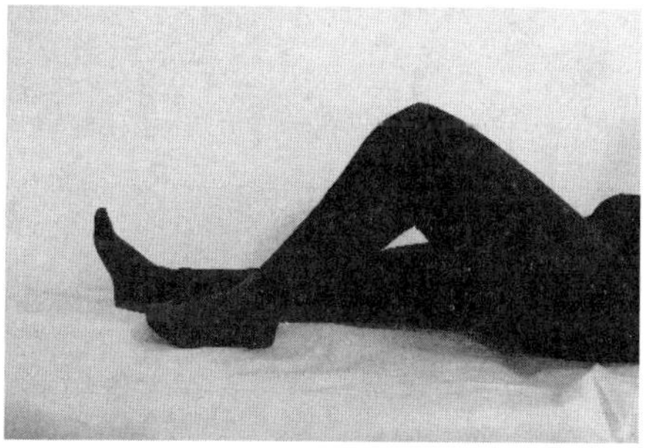

图2-12　仰卧位，双腿主动交替屈伸

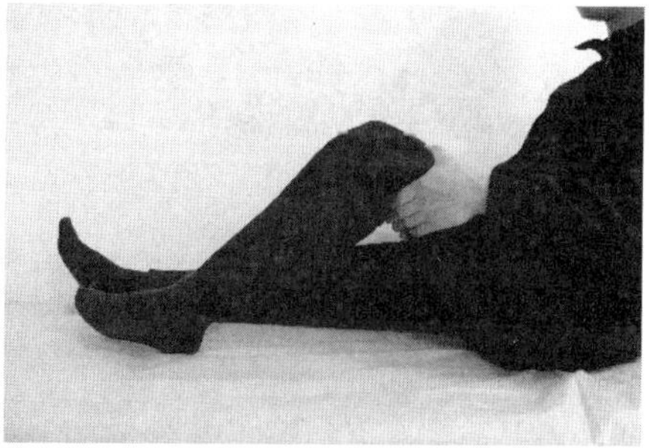

图2-13　坐位，双手辅助屈髋屈膝

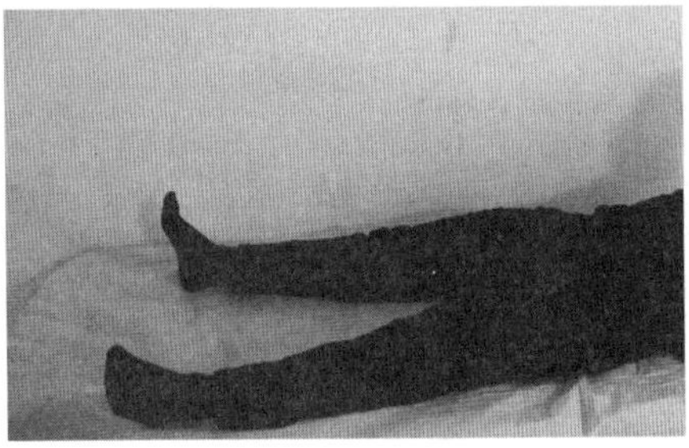

图2-14　髋关节主动外展

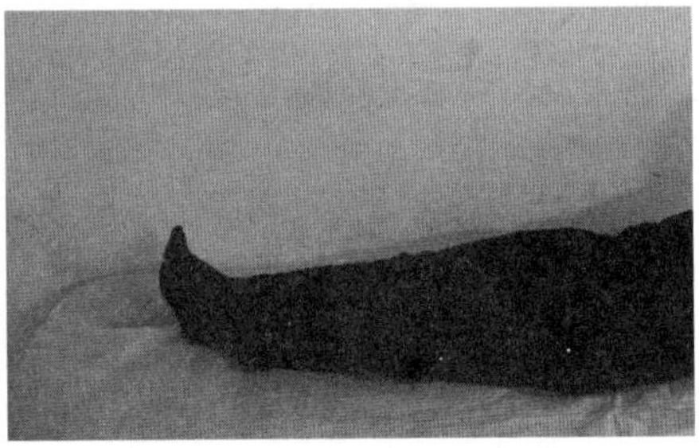

图2-15　髋关节主动内收

②坐位双手辅助屈髋屈膝，如图2-16、图2-17所示。

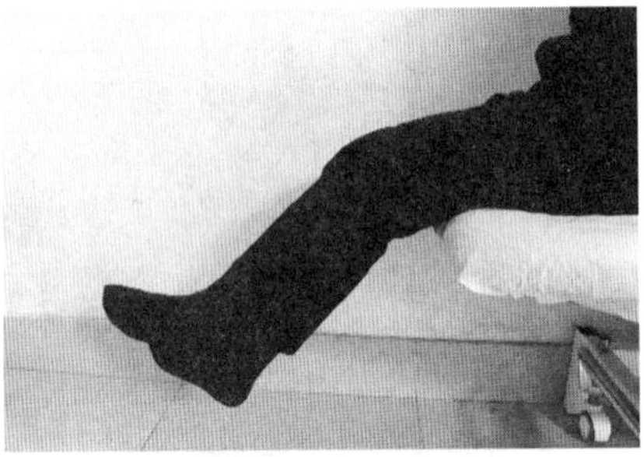

图2-16　健腿放患腿下辅助膝屈曲

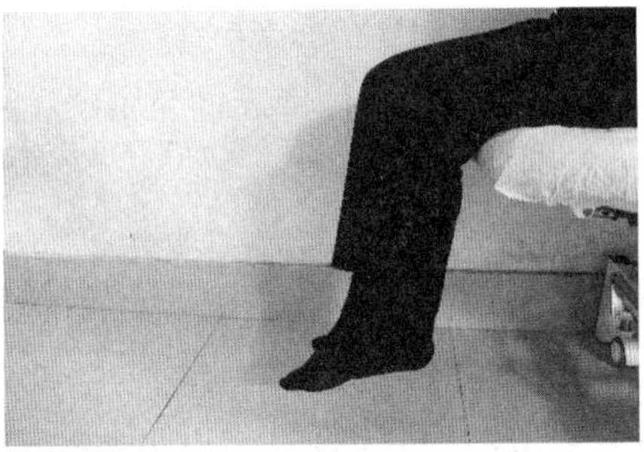

图2-17　健腿放患腿上辅助膝屈曲

（3）肌力训练

①股四头肌等长收缩：患肢膝下垫毛巾，用力下压绷直膝关节（维持6～10 s，5～10次/组，每日2～3组），如图2-18所示。

②臀肌：双腿夹毛巾，主动收缩臀部肌肉，如图2-19所示。

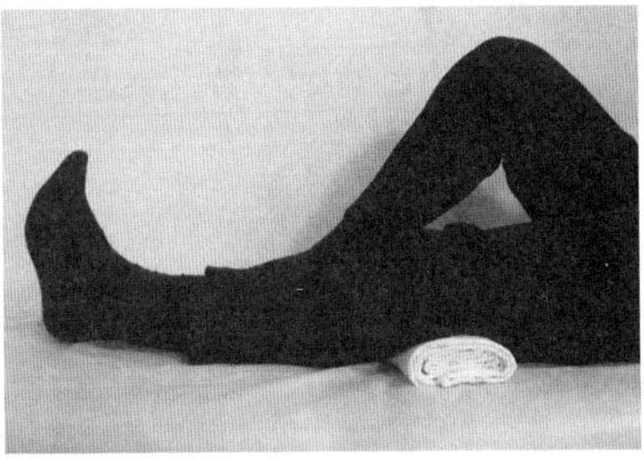

图2-18　患腿膝下垫毛巾，用力绷直

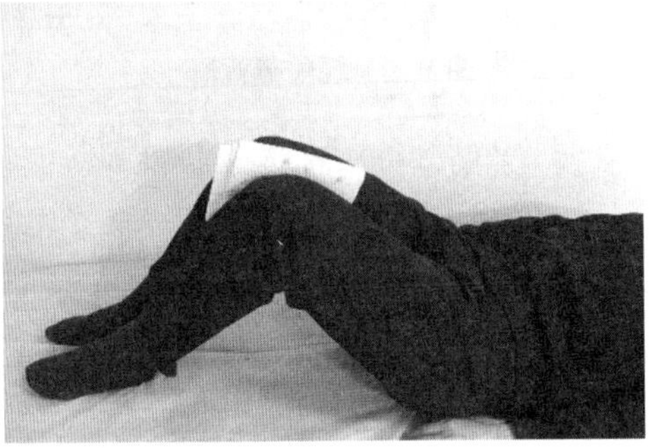

图2-19　双腿夹毛巾，用力缩臀

（4）转移与负重训练

①床边转移：双肘支撑过渡至双手撑起，协助下肢移至床边。

②足尖点地式负重：患肢承重＜4.5 kg，逐步过渡至部分负重（体重的10%～40%）。

（二）第二阶段（2～6周）

1. 目标

（1）髋关节主动活动度达屈曲90°、外展20°，膝关节屈曲90°。

（2）提高髋部肌力至术前60%，膝部肌力至70%。

（3）实现独立完成日常活动（如上下床、如厕）。

2. 注意事项

（1） 活动后可能出现肿胀，需结合冰敷、抬高患肢及弹力袜加压。

（2） 禁止完全负重，直至影像学确认骨痂形成。

3. 康复干预

（1） 主动活动度训练

坐位/站立位主动屈髋屈膝，如图2-20、图2-21所示。

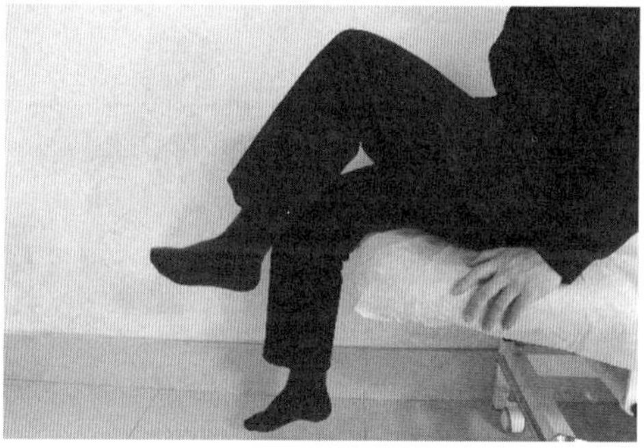

图2-20　坐位主动屈髋屈膝

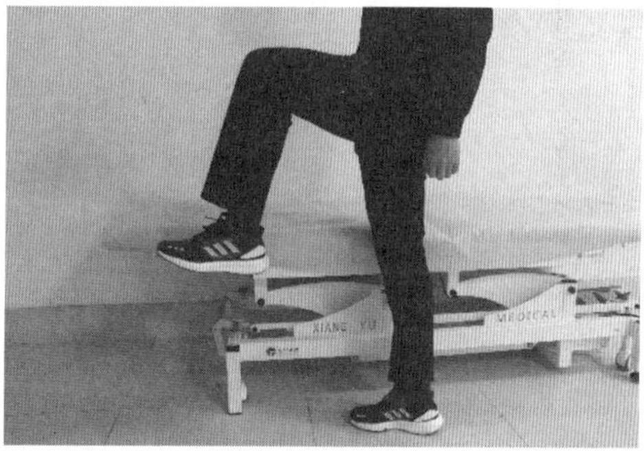

图2-21　站立位主动屈髋屈膝

（2） 肌力强化训练

①直腿抬高（仰卧、侧卧、俯卧位，10～15次/组，每日3组），如图2-22、图2-23所示。

②抗阻训练：用弹力带辅助髋关节屈伸、外展/内收，如图2-24、图2-25所示。

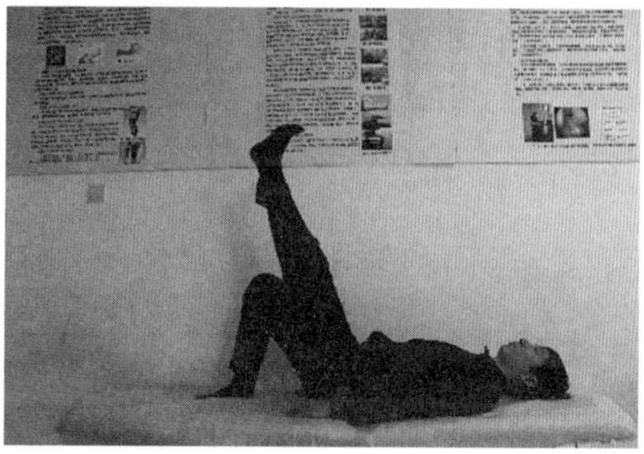

图2-22　仰卧位髋关节屈曲

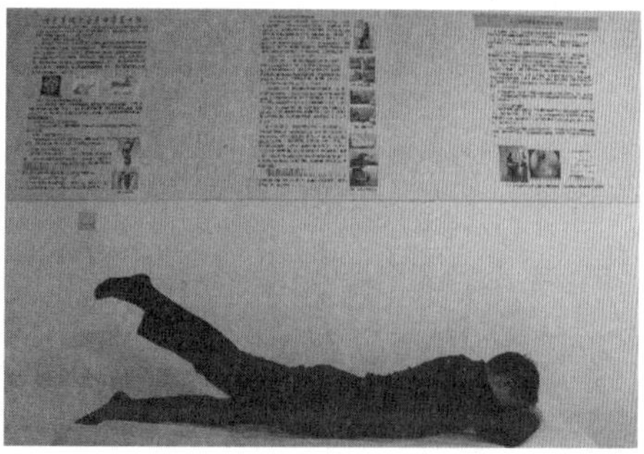

图2-23　俯卧位髋关节后伸

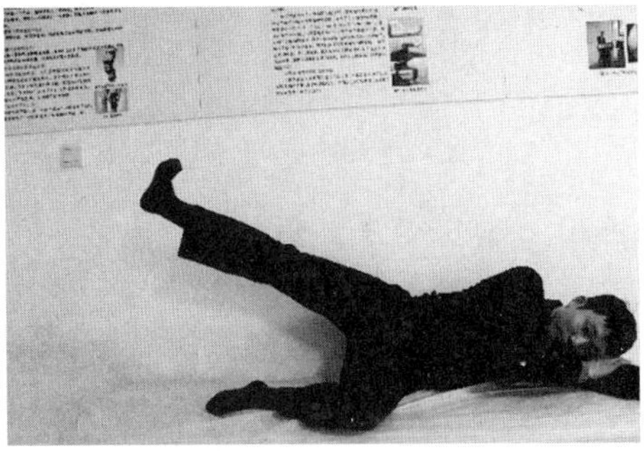

图2-24　髋关节外展

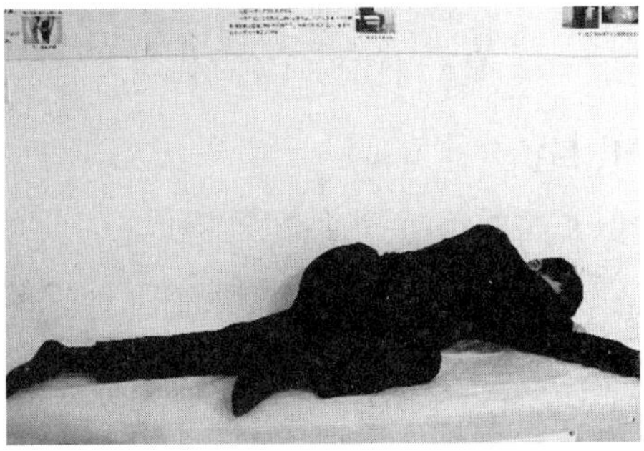

图2-25　髋关节内收

（3）下肢拉伸

后侧肌群拉伸（坐位前倾）、前侧肌群拉伸（站立位抓踝或毛巾牵拉），如图2-26、图2-27所示。

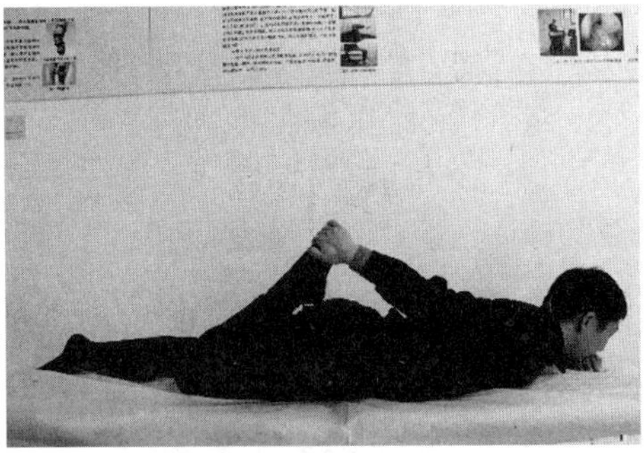

图2-26　拉伸下肢后侧肌群

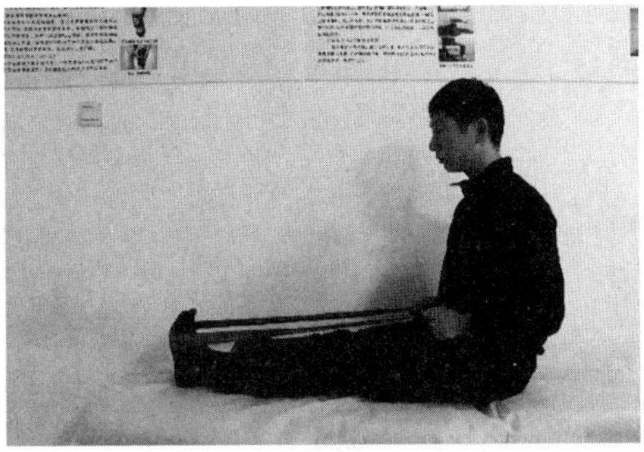

图2-27　拉伸大腿前侧肌群

（4）步行训练

助行器过渡至双拐，逐步增加步态稳定性。

（三）第三阶段（7～12周）

1. 目标

（1）恢复患肢全范围主动活动度。

（2）下肢肌力恢复至术前80%以上。

（3）实现无辅助完全负重行走。

2. 注意事项

（1）完全负重需经影像学确认骨折愈合（骨痂形成）。

（2）避免高强度跳跃或旋转动作。

3. 康复干预

（1）进阶活动度训练

直立位髋关节主动屈伸、外展/内收，如图2-28至2-31所示。

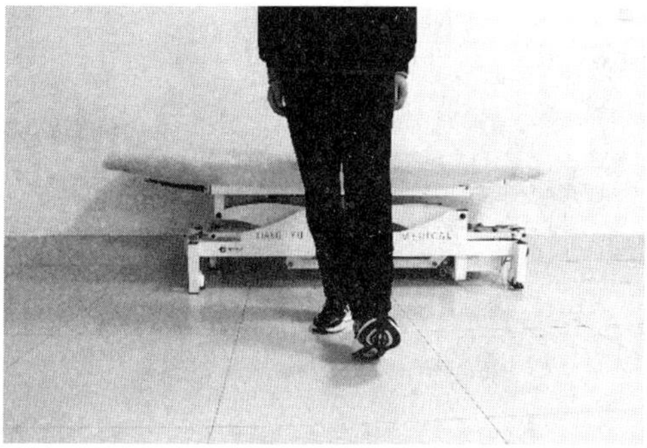

图2-28 髋关节主动前屈

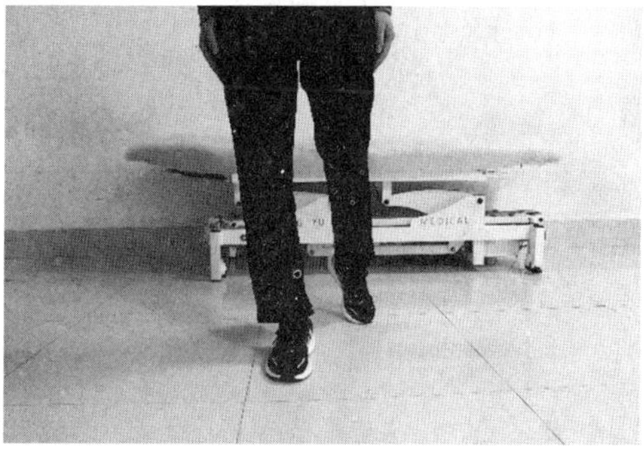

图2-29 髋关节主动后伸

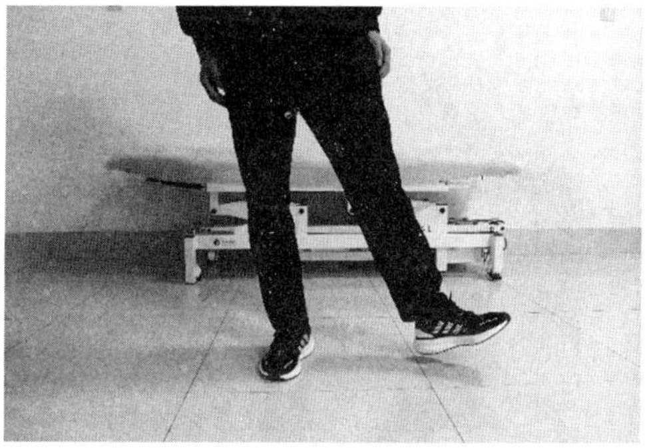

图2-30 髋关节主动外展

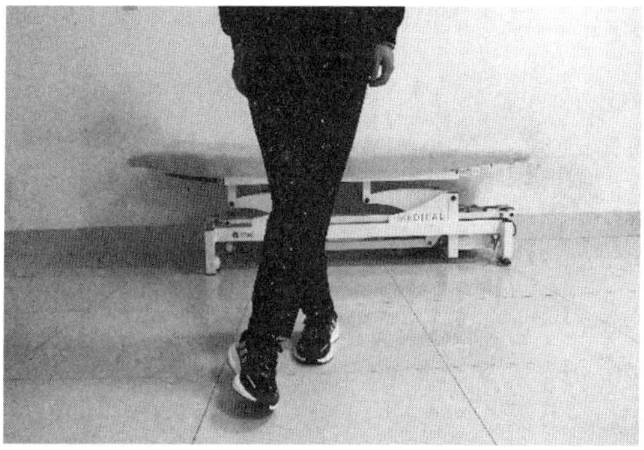

图2-31 髋关节主动内收

（2）抗阻肌力训练

①弹力带/沙袋抗阻训练（屈髋、伸髋、外展/内收），如图2-32至图2-35所示。

②闭链训练：靠墙静蹲（角度60°→90°），膝关节不超过足尖，如图2-36、2-37所示。

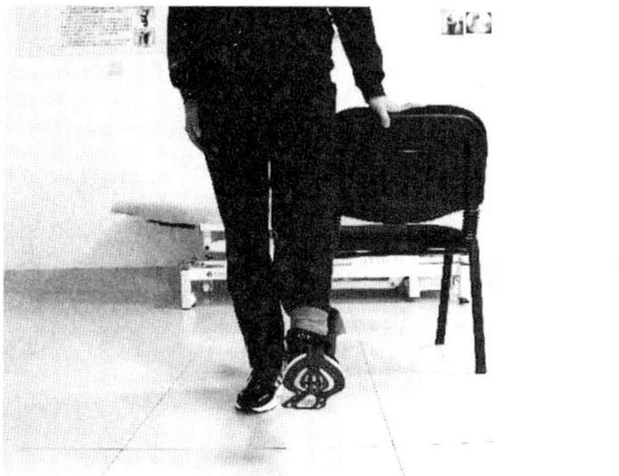

图2-32 弹力带抗阻髋关节前屈

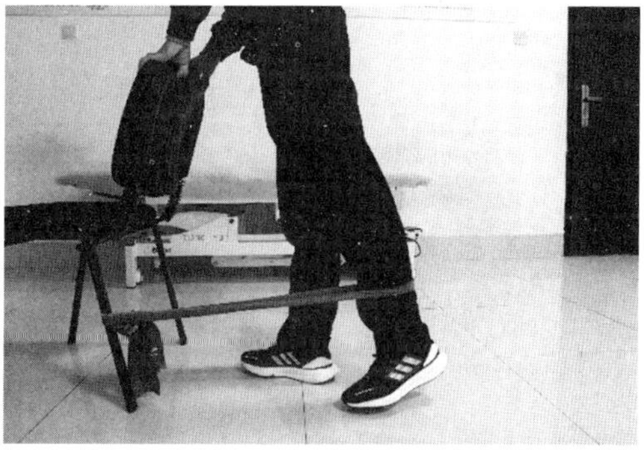

图2-33 弹力带抗阻髋关节后伸

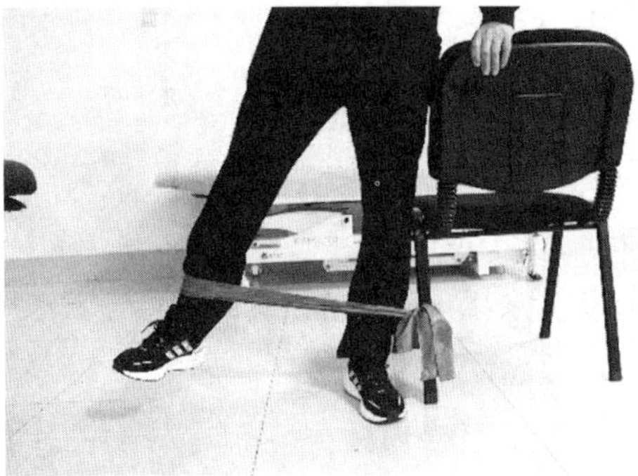

图2-34　弹力带抗阻髋关节外展

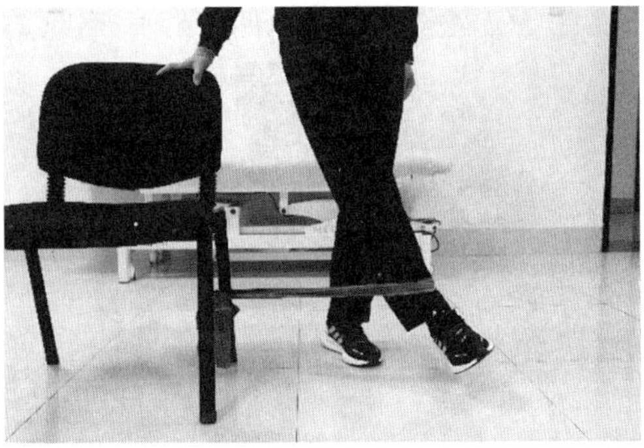

图2-35　弹力带抗阻髋关节内收

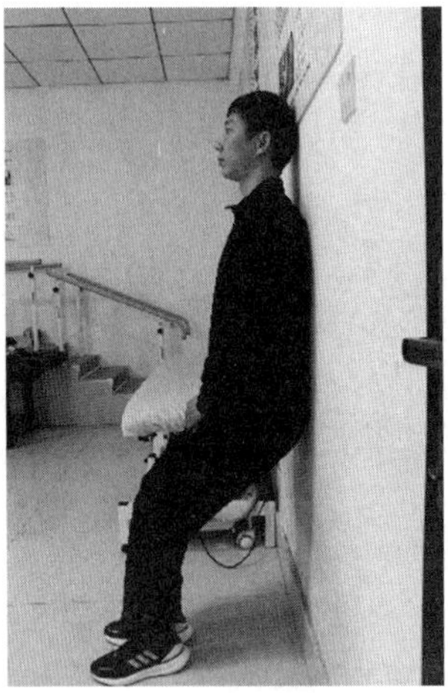

图2-36　靠墙静蹲60°

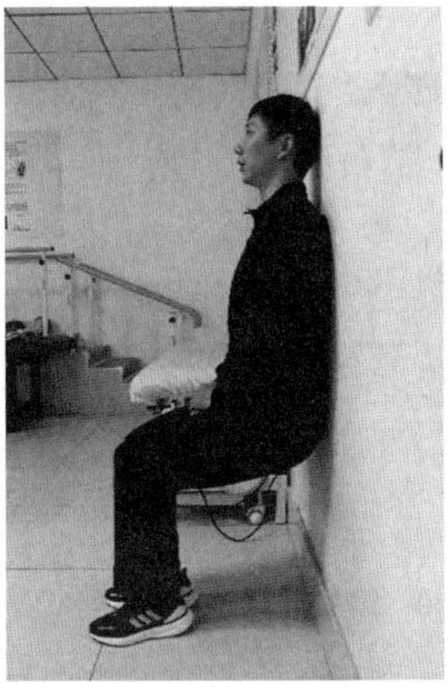

图2-37　靠墙静蹲90°

第三章　膝关节疾病康复治疗

第一节　膝关节损伤与脱位

一、膝关节周围骨折

（一）股骨远端骨折

1. 概述

股骨远端骨折一般指股骨远端距股骨髁关节面9 cm范围内的骨折，包括髁上和髁间骨折，常伴有严重的软组织损伤。由于股骨远端的骨结构主要是骨松质，骨皮质很薄，骨折后骨松质压缩形成骨缺损且骨折端常有粉碎，骨折线延伸到膝关节和伸膝装置，易造成血管损伤、膝内外翻畸形、关节粘连、僵直及继发骨关节炎等并发症。这些因素导致其临床疗效不满意，是骨关节创伤中治疗较为困难的情况之一。

2. 流行病学

股骨远端骨折占所有股骨骨折的4%～7%。多发生于青年人和老年人两个群体，前者多由高能量交通伤所致，占55%，绝大多数年龄为15～50岁，男性占主导。后者主要为低能量的摔伤，占33%，中老年患者的骨质疏松是主要易患因素。

3. 损伤机制

多数股骨远端骨折的受伤机制被认为是由轴向负荷合并内翻、外翻或旋转的外力引起。在年轻的患者中，常发生与摩托车祸相关的高能量损伤，这些骨折常有移位、开放、粉碎和合并其他损伤。在老年患者中，常因屈膝位滑倒和摔倒所致，多为骨质疏松性粉碎性骨折。

4. 分类

股骨远端骨折还没有一个被广泛接受的分类，所有分类都涉及关节外和关节内以及单髁骨折，进一步分类主要依据骨折移位方向、粉碎程度和对关节面的影响。常用的分类方法包括Hohl分类、AO分类、Neer分类和Seinsheimer分类，其中最常用的是AO分类。

5. 临床表现

患者有明确外伤史，伤后会出现膝部疼痛并迅速出现肿胀，股骨髁部增宽，可见畸形。膝关节主动或被动活动时，可感到骨擦音，股骨髁骨折后必须注意血管、神经的情况，肢体远端脉搏减弱或消失应立即行血管彩超并记录，必要时进行血管造影。患者的神经系统检查同等重要，也要予以记录。应警惕筋膜室综合征。对待开放性伤口应仔细检查是否与骨折端和膝关节相通，是否有骨缺损、异物残留。

6. 相关检查

常规拍摄膝关节正侧位X线片，如果骨折粉碎，牵引下拍摄正侧位X线片可更清楚地显示骨折形态，有利于骨折的分类。当骨折涉及膝关节、骨折粉碎和合并胫骨平台骨折时，倾斜45°位拍摄X线片有助于明确损伤的范围，对累及关节面的骨折进行CT检查可以明确关节面损伤、软骨下骨折。如果合并膝关节脱位，怀疑韧带和半月板损伤，应进行MRI检查。怀疑血管损伤时应做常规行血管彩超或造影。

7. 治疗

（1）非手术治疗

非手术治疗仅用于对功能要求较低或者有手术禁忌证的患者。而传统的非手术治疗包括闭合复位骨折、骨牵引和石膏或夹板固定。非手术治疗虽然避免了手术风险，但是患者卧床时间较长、花费大，护理困难，不适合多发损伤患者和老年患者。

（2）手术治疗

手术适应证如下：

①有移位的关节内骨折；

②开放性骨折需清创治疗；

③伴有血管神经损伤；

④同侧胫骨干骨折，形成“浮膝”；

⑤双侧股骨骨折，不能耐受长期卧床牵引治疗；

⑥多发伤患者，早期骨折的稳定有利于多发伤的恢复及严重并发症的防治；

⑦合并膝重要韧带损伤，不能复位的骨折或病理性骨折。

手术治疗的基本要求：到关节面平整，维持正常的力线关系；若双髁骨折，应注意恢复髌骨关节面的平整，恢复髌骨在股骨髁前方骨面上的正常滑动轨迹。

（二）髌骨骨折

1. 概述

髌骨骨折是常见的损伤之一，以髌骨局部肿胀、疼痛、膝关节不能自主伸直为主要临床表现，常伴有皮下瘀斑以及膝部皮肤擦伤。

2. 流行病学

髌骨骨折是膝部常见的骨折，占所有骨折的0.5%～1.5%，并可见于所有的年龄组：主要发生于20～50岁的年龄组，儿童和青少年发病率仅占0.44%。男性大约是女性的2倍。

3. 损伤机制

髌骨骨折的原因可能为直接暴力、间接暴力或两者的结合。直接损伤来自对膝关节前方的暴力，如直接跪倒在地，交通事故伤直接暴力作用于髌骨。间接损伤来自膝关节屈曲时股四头肌的强力收缩，髌骨被撕开，并伴随有伸膝装置中髌骨两侧支持带的撕裂。

4. 分类

按照损伤机制分为直接暴力和间接暴力骨折。按骨折形态分为六种类型：横行骨折、星状骨折、粉碎骨折、纵向或边缘骨折、近端或下极骨折和骨软骨骨折。

5. 临床表现

直接损伤患者有明确的外伤史，如膝部直接撞击后出现疼痛、肿胀及乏力。间接损伤后膝部出现凹陷，伴有疼痛和肿胀。通过触诊可发现压痛范围，骨折块分离或缺损的情况。无移位骨折仅出现中度肿胀，解剖关系正常，但骨折端压痛是最重要的临床表现。

查体包括检查皮肤有无擦伤、挫伤及皮肤裂伤，关节内积血时浮髌征呈阳性。对有皮肤裂伤者要明确是否为开放骨折以及是否与关节腔相通。如果骨折移位明显，可触及骨折的间隙。如果骨折间隙很大，则提示有支持带的严重撕裂。可以通过局麻下直腿抬高或对抗重力伸膝来检查伸膝装置。患者能够伸膝并不能排除髌骨骨折，但可以简单估计支持带是否完整。如果不能伸膝，一般提示伸膝装置的连续性中断。如果伴有髌骨的骨折，则提示股四头肌内侧和外侧扩张部撕裂。

6. 辅助检查

应常规拍摄斜位、侧位及轴位X线片。因正位上髌骨与股骨远端髁部重叠，很难进行分析，因此多采用斜位，以便于清楚显示髌骨。侧位X线片能够提供髌骨的全貌以及骨折块移位和关节面出现“台阶”的程度。轴位X线检查有利于排除外边缘纵向骨折，因为它常常被漏诊，而且多无移位。CT扫描或MRI检查有助于诊断边缘骨折或游离的骨软骨骨折，特别是X线无法发现的隐匿骨折。

7. 治疗

髌骨骨折治疗的目的是保证恢复伸膝装置的连续性，保护髌骨的功能，减少与关节内骨折有关的并发症。治疗原则是尽可能保留髌骨，充分恢复关节面的平整度，修复股四头肌扩张部的横行撕裂，早期练习膝关节活动和股四头肌肌力。即使是很大的骨折分离和移位，也不主张行部分切除或全髌骨切除术。

（1）非手术治疗

对无明显移位骨折或纵向骨折移位小于2 mm，以及伸膝装置良好的髌骨骨折，可行保守治疗。早期可用弹力绷带及冰袋加压包扎，以减少肿胀；亦可对关节内积血进行抽吸，以减轻肿胀和疼痛以及关节内压力。而后将患膝于屈膝100°位石膏固定4～6周，石膏固定范围自内踝上几厘米到腹股沟（不是大腿中段）。早期应进行直腿抬高训练，并且贯穿石膏制动的全过程，并可带石膏部分负重，纵向骨折可完全负重。如果患者依从性好，可以用锁定于伸膝位的铰链型膝关节支具代替石膏。固定6周后复查X线显示骨折稳定，无移位愈合，可以逐步开始主动活动练习，并去除外固定。

（2）手术治疗

所有移位大于2 mm的骨折均需要手术治疗。根据骨折类型选择不同的内固定方法。对未累及髌骨关节面的髌骨下部粉碎性骨折也应解剖复位固定。

（三）胫骨平台骨折

1. 概述

胫骨平台骨折是指胫骨近端累及关节面的骨折，好发于交通伤，特别是摩托车伤、高处坠落伤、运动损伤等，低能量损伤以中老年为主，而高能量损伤好发于青壮年。但是如果复位不满意，固定不恰当，则容易造成膝关节内、外翻畸形，创伤性骨关节炎，关节僵硬等并发症，尤其合并韧带损伤易导致不稳。

2. 损伤机制

造成胫骨平台骨折的病因仍为直接暴力或间接暴力，直接暴力直接作用于胫骨近端，造成胫骨平台或胫骨上段爆裂，临床表现为粉碎性骨折，如为开放性骨折，膝周软组织损伤较重，有时合并有神经血管损伤，膝周韧带及半月板损伤。间接暴力常指膝关节内外翻，或过屈，或过伸，膝关节垂直或旋转暴力，造成胫骨平台内侧和（或）外侧劈裂骨折或塌陷骨折。

3. 分类

目前临床最常用的分类系统是Schatzker分型。主要分为六型。Ⅰ型：单纯胫骨外侧髁劈裂骨折；Ⅱ型：外侧髁劈裂合并塌陷骨折；Ⅲ型：单纯外侧平台塌陷骨折；Ⅳ型：单纯内侧髁劈裂或塌陷骨折；Ⅴ型：内、外侧髁骨折（又称“双髁骨折”）；Ⅵ型：双髁骨折伴有胫骨干骺端骨折。

4. 临床表现

患者伤后膝部疼痛、肿胀，不能负重。膝关节肿胀、畸形，局部皮肤擦伤或皮下淤血，关节腔积血，浮髌征（十），膝关节主动或被动活动明显受限，局部压痛存在。部分患者出现膝关节不稳定，同时应注意检查有无血管神经损伤，是否存在小腿骨筋膜室综合征。若有开放伤口，应检查其与骨折端和膝关节之间的关系。同时注意胫骨平台骨折可合并内、外侧副韧带损伤，半月板损伤及前、后叉韧带损伤，尤其是复杂平台骨折患者更应注意。

5. 辅助检查

为了明确诊断，需拍摄前后位、侧位和双斜位X线片，检查侧副韧带损伤应拍摄应力位X线片，牵引位摄片可以明确牵引的效果及依靠韧带复位的可行性。要进一步对骨折类型和移位情况进行分析，应选择CT扫描。MRI对软骨损伤、合并半月板和韧带的损伤比CT检查更具优越性。

7. 诊断

胫骨平台骨折结合外伤史、查体及影像学检查不难做出诊断。

8. 治疗

胫骨平台骨折治疗目的：恢复关节面平整和下肢力线，重建膝关节稳定性，早期活动，防止膝内外翻畸形、创伤性关节炎和关节僵硬。

（1）非手术治疗

非手术治疗主要适用于无移位或移位不明显的骨折。治疗包括手法复位固定、骨牵引和石膏/支具制动。治疗前首先抽出关节内积血或积液，加压包扎，以长腿石膏管型或支具固定，然后开始练习股四头肌活动，4～6周后除去石膏或支具，练习膝关节伸屈活动。为防止粘连亦可行牵引治疗，牵引的同时早日练习膝关节活动，4周后去除牵引。尽力避免手术治疗的风险，但却易造成膝关节僵硬和对线不良。

（2）手术治疗

手术适应证主要包括以下几种：

①开放性胫骨平台骨折；

②骨折伴骨筋膜间室综合征；

③经关节面骨折移位超过3～5 mm，对于年轻或活动多者骨折移位超过2 mm。

④轴向对线不良。

相对指征包括以下几种：

①可导致关节不稳定的外侧平台骨折；

②多数移位的内侧平台骨折；

③多数移位的胫骨双侧平台骨折。

手术治疗的目的首先是要恢复膝关节的力线，其次是尽量解剖复位胫骨平台关节面。关节面塌陷骨折整复后，其下的骨缺损，应填充植骨支撑，保持关节面平整。为防止术后骨折再倾斜移位，可应用支撑钢板—螺钉内固定。

二、膝关节脱位

（一）流行病学

据报道，膝关节脱位的发生率为0.001%～0.013%，其中前脱位和后脱位占所有脱位的比例分别为40%和33%，内侧脱位占18%，外侧脱位占4%，旋转脱位占5%。由于致伤能力高，2%～30%的脱位是开放性的。

（二）损伤机制与分类

强大的暴力作用于胫骨上端或股骨下端，是引起创伤性膝关节脱位的原因，在我国常见于摩托车祸、运动伤等。当外力引起膝关节完全性脱位时，其脱位的方向决定于暴力方向、着地姿势和着力部位。根据胫骨上端在股骨下端的移位方向，可将膝关节脱位分为五种，即前侧脱位、后侧脱位、内侧脱位、外侧脱位及旋转脱位。

（三）临床表现

患者有明确的膝关节外伤史，伤后患膝疼痛剧烈，活动功能丧失，膝关节可有不同程度的畸形。但因膝关节的胫骨平台与股骨髁之间不易交锁，常可自行复位，所以有时可不出现畸形，对此类患者应特别注意不要漏诊。如合并骨折、神经血管损伤，则出现相应症状。

查体关节肿胀显著、压痛明显、活动受限，由于交叉韧带和内外侧副韧带撕裂，膝关节可有明显异常活动，关节各方向稳定性均受到影响。但患者就诊时多为急性期，由于疼痛、卡锁未复位等，有时无法第一时间进行关节稳定性检查。同时应对足背动脉、胫后动脉进行触诊，对下肢远端血供情况进行判断，对腓总神经、胫神经功能进行检查。

（四）辅助检查

X线片可明确显示胫骨与股骨间完全失去正常的解剖对位关系，另外，还应注意有无骨折存在，特别是韧带附着处的撕脱骨折。一旦怀疑有血管损伤者应立即行彩色多普勒或血管造影检查。MRI对骨挫伤、韧带损伤有较好的显示。对有骨折的患者还应进行CT检查，了解骨折的具体情况。

（五）治疗

1. 非手术治疗

所有膝关节脱位应做紧急处理，如为单纯性脱位，无血管损伤，应及时实施闭合复位术。复位中要注意避免暴力牵拉，以防神经血管损伤。复位完成后用长腿石膏夹板将小腿上段向前托起固定在屈膝30°位；若急性期不行手术治疗的患者，伤后1周改成屈膝5°～10°位固定6～8周。70岁以上的老年患者可不采用手术治疗。在固定期间应积极锻炼股四头肌，以利于早日步行，1个月后戴石膏夹板行走，加强功能锻炼。对关节活动和股四头肌力量恢复较慢者，应增加物理治疗和适当的体育疗法。

2. 手术治疗

对于开放性脱位，应急诊行清创术，根据情况决定是否闭合创口，同时复位关节，复位后外固定维持。对于闭合性脱位，若手法复位不成功应考虑手术切开复位，同时修复内侧关节囊。如有血管损伤则在关节复位后行血管探查，并根据情况行血栓取出、血管吻合或大隐静脉移植；如有神经损伤则行神经探查修复。合并关节囊、韧带损伤的膝关节脱位，需要一期或二期进行修复和重建。对稳定性无法恢复、关节功能差的年老患者，可后期行人工全膝关节置换术。

三、髌骨脱位

（一）流行病学

各种原因导致的髌骨脱位，在儿童及青少年期比较常见，但是因暴力直接导致的儿童急性髌骨脱位则比较少见。

（二）损伤机制

急性髌骨脱位主要为直接暴力所致，偶尔为间接暴力所致。产生脱位的暴力大小不一，如在有异常的解剖结构时发生损伤，即可发生在较小暴力的情况下。髌骨脱位的方向取决于直接暴力的方向和膝关节的屈伸状态，一般将其分为外侧、内侧、上、下、关节内脱位五种。其中髌骨外侧脱位最为多见，髌骨内侧脱位较为罕见。

（三）临床表现

有明显的外伤史。通常状况下，主动或被动的伸膝动作容易使髌骨复位。但查体时症状体征仍比较明显。向外脱位者伤处肿胀明显，压痛集中在髌骨的内侧缘，活动明显受限，如果内侧支持带完全断裂，则在髌骨内侧的股内侧肌附丽处可触及塌陷。若向外脱位的髌骨未复位时，在膝关节的外侧可触及大的包块。若发现髌骨内侧有瘀斑，且有明显的压痛，将髌骨向外侧推移时有松动感，膝关节不能屈曲，将复位的髌骨向外侧推挤时有剧烈的疼痛或患者有恐惧感，则为恐惧试验阳性。膝关节屈曲位时，可以摸到髌骨不在股骨髁间凹内而向外侧移位。向上脱位者可以检查到髌骨位置偏高，关节内出血可导致关节肿胀，严重的关节肿胀则提示有骨软骨骨折存在的可能性。

（四）辅助检查

X线片检查应拍摄标准的前后位、侧位和轴位片，前后位可评价股胫角，内侧和外侧间隙的改变、髌骨的大小、位置和完整性。侧位片有助于评估髌骨相对于关节线的高度。轴位片有助于判断髌骨的关系和排除有无骨软骨骨折。关节穿刺，如抽出的关节内血液有脂肪滴，应考虑有骨软骨骨折。在脱位已复位的情况，诊断更为困难，仅可发现内侧关节的疼痛和渗出，必须排除是否有骨软骨骨折。

CT检查可使髌骨脱位的诊断和有无发育异常的判断更确切。在CT平面上也易判断髌骨关节面的形态及隐匿骨折。MRI检查还可发现股骨外髁软骨与骨损伤，股四头肌腱、支持带及髌韧带的损伤。

（五）治疗

1. 非手术治疗

手术治疗大部分急性髌骨脱位均可自行复位，如就诊时髌骨仍处于脱位状态，应立即复位。儿童很少需要手术复位，复位时患者取坐位，屈髋放松股四头肌，逐渐伸膝，轻轻向内侧推髌骨以达到复位。单纯髌骨脱位固定2～4周后，应进行功能锻炼以增加股四头肌力量并进行膝关节活动的适当锻炼。

2. 手术治疗

手术治疗适用于脱位合并骨折、关节内游离体及韧带断裂者，包括股内侧肌从髌骨的内侧完全撕脱、骨软骨骨折形成游离体、股四头肌腱、髌韧带断裂或撕脱造成的关节内脱位。手术方式有关节镜下清除游离体及韧带修复、开放手术骨折复位固定、韧带修复等。术后早期股四头肌、膝关节功能康复锻炼。

四、膝部韧带损伤

（一）概述

膝关节由股骨下端、胫骨上端、髌骨构成骨性支架，同时由四大韧带（前后交叉韧带、内外侧副韧带）及其他韧带、内外侧半月板、关节囊及膝关节周围肌肉肌腱组成软组织稳定结构。膝关节的静力稳定作用主要由四大韧带承担，即前后交叉韧带及内外侧副韧带。主要的动力结构是前方的股四头肌和后方的股二头肌、半腱肌、半膜肌、股薄肌及腓肠肌等。

（二）分类

膝关节韧带损伤常见于体育运动中的接触性和非接触性损伤，同时交通事故中骨折合并韧带损伤也不少见。《现代骨科疾病诊断与治疗》将膝关节韧带损伤分为三级：Ⅰ级，韧带被拉长，但没有关节不稳定的症状；Ⅱ级，韧带被拉长，有关节不稳定的症状，但韧带的连续性尚存在；Ⅲ级，韧带完全断裂，连续性中断，膝关节明显不稳定。

（三）损伤机制

膝关节韧带的损伤与外伤机制密切联系：内翻应力常导致外侧副韧带损伤；外翻应力常导致内侧副韧带损伤；胫骨上段相对股骨下段受到由后向前或由前向后的暴力作用后，常会发生前交叉韧带或后交叉韧带损伤；多韧带损伤常可见于前交叉韧带和内侧副韧带同时损伤导致膝关节前内侧旋转不稳定，后交叉韧带和外侧副韧带同时损伤导致后外侧旋转不稳定，甚至膝关节的前、后交叉韧带和内、外侧副韧带都完全断裂，表现为膝关节的完全脱位。

1. 前交叉韧带损伤

（1）概述

前交叉韧带的主要作用是限制胫骨向前过度移位，此外还有限制胫骨内旋和在膝关节伸直位时限制膝过度内翻或外翻等的作用。前交叉韧带损伤是指暴力作用于前交叉韧带，使其被拉长甚至连续性中断。

（2）病因学

大腿下段由前向后（或小腿上段由后向前）的剪切暴力、过伸暴力及外翻暴力是前交叉韧带损伤的常见原因。前交叉韧带损伤常发生于篮球、足球、橄榄球和滑雪等运动项目，其中篮球运动的发病率最高。在我国，非机动车或摩托车车祸也是引起前交叉韧带损伤的常见原因之一。

（3）临床表现

患者有明确外伤史，常常伴随膝关节过伸和膝关节脱位复位的经历。受伤时常可听见或感觉到前交叉韧带断裂的响声。伤后倒地后不能立即站起，行走变得困难。在伤后的几个小时内，膝关节会因出血而迅速出现肿胀。若出血少伴有少量关节积液会导致髌韧带两旁隐窝消失，若出血多则表现为髌上囊肿胀，此时检查浮髌试验阳性。前叉韧带损伤后未及时治疗转变为慢性后（≥3周），膝关节活动时常表现为错动感，易反复发生膝关节“扭伤”，且一次比一次加重。若伴发半月板撕裂伤，常有膝关节弹动或卡锁的症状以及伴随膝关节部分伸屈功能受限。

查体时膝关节明显关节松弛，轴移试验、前抽屉试验阳性。前向拉格曼试验（LaChman test）通常对胫骨前移位很敏感，约有95%的敏感度。检查时，膝关节屈曲20°，检查者左手固定大腿下段股骨远端，右手抓住小腿胫骨上段向前拉。韧带完整时，胫骨几乎没有向前移位，同时可以感觉到坚韧固定的终末点。前交叉韧带损伤时，胫骨向前移位明显，终末点有松软感或松软感不明显。检查时注意和健侧对比。

前抽屉试验（ADT）是检查前交叉韧带损伤的一种方法，其敏感性不如Lachman试验。患者仰卧位，屈膝90°（屈髋大约45°），检查者坐于患者脚背上帮助固定，双手握住小腿上段胫骨近端。腘绳肌放松后向前牵拉胫骨，判定胫骨前移和终末点的情况。

（4）辅助检查

膝部X线片可以显示胫骨的前交叉韧带止点有无撕脱性骨折，应力侧位（屈膝90°）片上可显示胫骨相对股骨向前移位的表现。MRI是诊断前交叉韧带损伤最有价值的检查。急性期T_2像表现为髁间窝血肿，韧带不连续。另外，股骨外髁和胫骨平台后方会出现骨挫伤。慢性期表现为前交叉的信号中断，或者韧带信号影增粗、移位，或者扭曲、松弛呈波浪状。现在的MRI技术对前交叉韧带损伤的诊断准确性达到95%～100%。

关节镜镜检对前交叉韧带损伤的诊断最重要，目前已经成为“金标准”。急性创伤性关节血肿患者大多数在查体时体征阴性或者可疑，但是进行关节镜镜检时发现绝大部分患者有前交叉韧带损伤。

（5）治疗

前交叉韧带损伤患者的主要问题是关节不稳和疼痛，应根据前交叉韧带损伤的具体情况来决定治疗方法。

①非手术治疗。

非手术治疗适用于对体育运动的要求很少、单纯前交叉韧带损伤的老年患者或前交叉韧带Ⅰ级损伤但无关节不稳定症状的患者。它的目的主要是恢复患者的大部分日常活动，无法满足剧烈运动的要求。保守治疗旨在康复，即支具或石膏固定患膝3周后开始患肢肌力及关节活动度锻炼。

②手术治疗。

适应证包括前交叉韧带完全断裂、合并半月板或其他韧带损伤、参加高运动水平的体育运动、年轻患者。前交叉韧带胫骨附着点撕脱骨折最易发生于胫骨棘附丽区，股骨附丽区罕见。韧带止点撕脱骨折可采用骨折复位螺钉、缝合等固定，也可同时采用几种固定方式。手术切开进行，也可在关节镜下进行。前交叉韧带重建术多用于韧带的修复治疗。关节镜下手术具有操作简单、创伤小和固定可靠的优点。

2. 后交叉韧带损伤

（1）概述

后交叉韧带的主要作用是限制胫骨后移，同时又是控制外旋及内、外翻的稳定结构。无论膝关节处于屈曲位或是伸直位，来自前方的或后方的使胫骨上端相对股骨向后移的暴力都可能导致后交叉韧带断裂。

（2）病因学及损伤机制

后交叉韧带可以由于过伸、全屈、膝内外翻造成损伤。

①过伸损伤：膝关节过伸时，后交叉韧带大部分纤维在伸直时紧张，可能导致后交叉韧带撕裂，严重者造成膝关节脱位及合并血管神经损伤。

②全屈损伤：为后交叉韧带最常见的损伤机制。屈膝时，来自前方暴力致胫骨上端后移，可导致后交叉韧带损伤。如在运动中由前向后重击胫骨上段前方、车祸中驾驶台撞击胫骨上段前方或者膝屈曲位时跌倒地板上等均可导致后交叉韧带损伤。

③膝内外翻损伤：严重的外翻暴力作用于膝关节时，随着内侧副韧带、前交叉韧带的损伤，后交叉韧带可能随之断裂。

（3）临床表现

患者可有外伤史，伤患者感觉有关节错动感，可听到或感觉到韧带断裂时发出的响声。急性期伤后患膝立即出现疼痛，不能负重，伴有伤后膝关节快速肿胀。慢性期的患者最常见的症状是膝关节错动感及疼痛，可逐渐加重，以长距离行走及下楼梯为主。多数后交叉韧带损伤常合并内侧复合体或外侧复合体的损伤，以外侧复合体损伤最为常见，可出现典型的患膝内翻步态，合并外侧复合体损伤或原始损伤为膝关节脱位时，容易合并腓总神经损伤及腘血管损伤。

查体患者膝关节可有肿胀，有明显的小腿上段后倒征，后抽屉试验和后向拉格曼试验阳性，以及台阶征消失，屈曲90°位胫骨向后松弛最明显。后抽屉试验指膝关节屈曲90°，给予胫骨近端向后的压力，胫骨上段向后移位大于3 mm为阳性。台阶征是指膝关节屈曲90°时，检查者用拇指指腹沿股骨内髁向下滑动，正常者可触及胫骨内侧平台前缘向双方突出1 cm。

（4）辅助检查

急性期关节穿刺抽出血性关节液。膝关节屈曲90°胫骨上段向后应力侧位X线片有助于诊断，可见胫骨相对于股骨向后移位，腓骨头撕脱骨折表明外侧复合体损伤。

MRI确诊后交叉韧带损伤的准确率在90%以上。直接征象表现为后交叉的连续性中断，或者韧带信号影增粗、边缘毛糙局部信号影增高，或者扭曲、松弛呈波浪状。但MRI的诊断与后外侧复合体的松弛度并不成比例，所以不能完全用来判断手术适应证。

关节镜检能准确诊断后交叉韧带损伤。后交叉韧带损伤的间接征象包括：前交叉韧带假性松弛，内侧半月板相对于股骨内髁后移，内侧室及髌骨关节软骨退变现象等。

（5）治疗

后交叉韧带损伤的治疗方式主要取决于损伤的部位及韧带的松弛程度。

①非手术治疗。

后交叉韧带的实质部分损伤，Ⅰ度和Ⅱ度损伤的治疗方案较为统一，最好采用非手术治疗。急性期治疗包括保护性负重、早期关节活动度锻炼、积极的康复治疗，强调股四头肌肌力训练和恢复本体感觉功能。在经过4～6周的正规康复训练后，股四头肌和腘绳肌肌力可恢复至正常时的90%，膝关节活动度恢复正常，此时可恢复体育运动。陈旧的Ⅰ度和Ⅱ度损伤保守治疗通常也有效。对于低度的陈旧后交叉韧带损伤，不推荐使用支具治疗机手术治疗。支具不能纠正胫骨后沉，手术治疗并不能确保完全恢复后交叉韧带的稳定性。

②手术治疗。

适应于后交叉韧带胫骨附丽点的骨性撕脱，股骨附丽点损伤常为非骨性撕脱。胫骨撕脱骨折采用腘窝内侧切口行切开复位内固定术，预后较好；股骨侧非骨性撕脱损伤经关节镜下确认后可进行全关节镜下修补，也可以通过小切口进行切开修复。手术方式包括：关节镜下单束重建，即重建后交叉韧带的前外束；关节镜下双束重建；Inlay技术重建后交叉韧带等。

3. 内侧副韧带损伤

（1）概述

膝关节内侧副韧带起自股骨内上髁，呈扇形，止于胫骨内侧髁的内侧面，分为浅层和深层两部分，浅层是内侧稳定的主要部分，深层与关节囊和半月板紧密结合，可增强膝关节内侧的稳定性。内侧副韧带在伸膝时最紧张，半屈膝时最松弛。

（2）病因学

损伤多发生于半屈曲位的膝关节突然遭受外翻或外翻加外旋暴力时，如足球运动员用足内侧踢球用力过猛。膝关节于伸直位也可发生损伤，如站立时突然有强大外力撞击膝关节可引起损伤。

（3）临床表现

有明确的膝外翻或外旋应力作用外伤史，受伤时可能听见或感觉到膝关节内侧韧带断裂的声音。如损伤较轻，内侧副韧带仅有部分断裂时，疼痛较轻，走路时加重，但尚能完成日常活动。如果损伤严重，内侧副韧带完全断裂，则伤后出现膝关节内侧局部肿胀、疼痛，甚至关节内积血，患肢不能负重。如果损伤后很短时间内出现全膝关节肿胀，应该考虑可能合并有交叉韧带断裂、关节内骨软骨损伤、关节内撕脱性骨折或半月板撕裂等。

查体沿韧带走行区存在压痛，局部肿胀，膝关节伸直时，完整的后关节囊可以维持外翻稳定。故怀疑内侧副韧带损伤时，应仔细检查膝关节其他结构，特别是交叉韧带和内侧半月板，以避免漏诊。检查内侧副韧带时应屈曲30°膝做外翻应力试验。侧方应力试验用于检查侧副韧带。如果出现疼痛或发现外翻角度超出正常范围并有弹跳感时，则为外翻应力试验阳性，提示内侧副韧带损伤。急性期做侧方应力试验是很疼痛的，可以等待数天后进行检查

（4）辅助检查

膝关节普通X线检查可显示有无撕脱骨折，外翻应力正位X线片可见膝关节轻度外翻，内侧关节间隙增宽。

MRI是诊断内侧副韧带较为准确的方法。可较清晰地显示内侧副韧带及周围软组织损伤、肿胀的情况。内侧副韧带损伤在MRI上表现为其信号改变、不连续等，急性期冠状位扫描还可发现损伤部位软组织内出血及水肿信号。关节镜镜检对内侧副韧带损伤的诊断可有一定的参考价值。

（5）治疗

①非手术治疗。

内侧副韧带轻度撕裂或部分撕裂（深层），可行非手术治疗。膝关节屈曲20°～

30°内翻位支具或长腿石膏固定6周后去除同定行关节活动度及肌力训练。固定期间可行股四头肌、腘绳肌等长收缩训练。

②手术治疗。

若韧带完全断裂，非手术治疗6周后仍存留膝关节外翻不稳定时，可行内侧副韧带缝合修复、肌腱转位或游离腘绳肌腱重建术。若合并半月板损伤和前交叉韧带损伤，应采用手术治疗。

4. 外侧副韧带损伤

（1）概述

外侧副韧带为一个独立的圆索状韧带结构，不与关节囊相连，起自股骨外上髁，止于腓骨头。外侧副韧带在伸膝位最紧张，半屈膝位最松弛。因为外侧髂胫束比较强大，单独的外侧副韧带损伤少见，常合并交叉韧带和后外侧复合体的损伤。

（2）病因学

外侧副韧带损伤主要为膝内翻暴力所致，多发生于摔跤、舞蹈运动、车祸等。强大的内翻暴力可同时造成髂胫束及腓总神经损伤。临床上所见膝关节外侧副韧带断裂，多合并外侧关节囊的损伤，有时甚至合并腘肌腱、十字韧带、半月板、腓肠肌外侧头、腓总神经、髂胫束或股二头肌等的损伤及骨折发生。

（3）临床表现

有明确的膝外翻受伤史患者，伤后患膝外侧明显疼痛、肿胀，关节活动受限。伴有关节内结构损伤时，患者可出现关节肿胀积血、积液。

查体沿外侧韧带走行区存在压痛，局部肿胀，完全断裂时可触及断端凹陷。膝内翻应力试验时膝关节外侧疼痛。内翻应力试验检查方法与外翻应力试验相似，检查时首先膝屈曲30°做内翻应力试验，然后伸膝做内翻应力试验。膝关节严重内翻损伤时，腓总神经可能牵拉受伤，因此必须做腓总神经功能检查。伴有后外侧复合体损伤可出现胫骨外旋角度增加。

（4）辅助检查

膝关节内翻应力正位X线片可见膝关节内翻，外侧关节间隙增宽，并可发现腓骨小头处有无骨折。MRI对外侧副韧带的诊断有一定的帮助，可较清晰地显示外侧副韧带及周围软组织损伤、肿胀的情况。MRI上表现为其信号改变、不连续等，急性期冠状位扫描还可发现损伤部位软组织内出血及水肿信号。关节镜镜检对外侧副韧带损伤的诊断价值不大。

（5）治疗

较轻微的外侧副韧带部分损伤可采用非手术治疗，膝关节屈曲20°～30°外翻位支具或长腿石膏固定，6周后去除固定行关节活动度及肌力训练。固定期间应加强股四头肌、腘绳肌等长收缩训练，防止发生失用性萎缩。

外侧副韧带完全断裂一经确诊则应进行早期手术治疗。急性损伤多采用直接缝合修复治疗，慢性损伤可采用股二头肌肌腱中1/3转位股骨外侧髁止点处钻孔骨隧道内挤压螺钉挤压固定重建外侧副韧带。多发韧带损伤时，修复后外侧复合体，包括外侧副韧带，并做交叉韧带的重建。这类损伤的常见后遗症是关节僵直和关节不稳。

5. 半月板损伤

（1）概述

半月板是膝关节内的新月状纤维软骨结构，内外侧各一，分别位于内外侧胫股关节间隙之间，并覆盖胫骨平台的1/2～2/3。内侧半月板较外侧半月板活动度小，直径更大，边缘更薄，当在股骨髁和胫骨平台间移动时更容易撕裂。外侧半月板小于内侧半月板，承受的外侧室的压应力大于内侧半月板承受的内侧室的压应力。在半月板不存在的情况下，股骨髁和胫骨平台直接接触，关节吻合不良，造成关节面的接触面积减小，关节面承受的压力增大而加速关节退变。

（2）病因学

半月板损伤主要发生在与关节间隙不匹配（如盘状半月板）和过度移位活动（暴力作用及膝关节不稳）情况下，在胫股之间研磨撕裂。损伤可分为退变性和创伤性，在屈膝位，当股骨髁相对于胫骨平台旋转时，半月板受到碾压力，如果半月板本身已经发生退行性变或者结构上存在缺陷，那么很小的应力就可以造成半月板撕裂，这些患者一般没有显著的外伤史。先天性的半月板发育异常，特别是盘状半月板，更容易发生退化性或者损伤性破裂。如果半月板本身没有退行性变、自身结构完好，那么在外力较大时才发生半月板的撕裂，这类患者一般都有较为明确的运动损伤或扭伤史，并常常以前交叉韧带损伤的伴随形式出现。

（3）临床表现

部分急性病例大多有明确的外伤史，慢性病例可能没有外伤史。伤后随即出现疼痛，如果半月板损伤发生在红区则可能出现关节积血，而无血运区损伤则不会出现急性关节内积血，一般是第二天出现肿胀，积液性质多为淡黄色透明关节液。急性期过后，关节肿胀逐渐消退，关节活动度亦可恢复。但患膝常因活动而出现疼痛，打软腿，并出现间断性肿胀，典型者出现活动时关节间隙弹响感，甚至出现膝关节“交锁”症状，即患膝半屈曲固定，伸直障碍，但可屈曲。卡锁发生后反复轻微活动小腿，可以解除卡锁，解锁后，关节又可恢复活动度。

查体半月板损伤后多数患者可出现膝关节间隙局限固定的压痛，根据压痛点部位，可以大致判断出半月板损伤的部位，部分患者伴有股四头肌萎缩，可通过麦克马瑞试验（McMurrav试验）、研磨试验（Apley试验）和蹲走试验检查半月板损伤，其中McMurrav试验和Apley试验是最常用的试验。

McMurray试验：患者仰卧，患侧髋膝关节完全屈曲，检查者左手各指指腹位于关节间隙处做触诊，右手握住足后跟缓慢做小腿大幅环转运动，内旋环转检查外侧半月板，外旋环转试验检查内侧半月板，在维持旋转位置下将膝关节逐渐伸到90°。在关节完全屈曲位下触及关节间隙弹动，表示半月板后角损伤；关节伸到90°时发生弹动，表示体部损伤；在旋转位置下伸直至0°位出现弹动，提示半月板前角损伤。McMurray试验阴性不能排除半月板撕裂，特别是位于游离缘的放射状撕裂可无弹动出现。

Apley研磨试验：此法用于检查髋关节强直患者的半月板。患者俯卧位，膝关节屈曲90°，大腿前面紧贴在检查床上。检查者将小腿用力下压，并做内旋和外旋运动，使股骨与胫骨关节面之间发生摩擦。若外旋产生疼痛，提示内侧半月板损伤。

蹲走试验（Squat test）：患者完全蹲下，重复做几个蹲走的动作，并不时向内或向外，如果患者能很好地完成这些动作，则可以排除半月板后角损伤。本试验仅适用于青少年患者，特别适用于大规模体检时检查半月板有无损伤。

（4）辅助检查

①X线检查。

前后位、侧位及屈膝髌骨轴位片是常规的X线检查位。常规的X线片不能诊断半月板损伤，但可以排除骨折、游离体、骨关节炎等。在无明显骨关节炎的X线片若发现外侧间隙明显增宽，且较内侧增宽（≥2 mm），或呈开口向外的喇叭口样改变，则高度提示外侧盘状半月板可能。

②关节造影。

关节造影是诊断膝关节半月板损伤的传统方法，诊断阳性率偏低。随着CT和MRI检查的不断进步，关节造影逐渐趋于淘汰。适用于不能行MRI检查患者术前诊断，以及半月板缝合修复术后愈合程度的研究。

③CT检查。

同X线检查一样，CT检查对半月板损伤诊断意义较小，但可更明确了解骨性结构病变。高分辨率CT可以帮助诊断半月板损伤，对合并有髌骨关节异常和其他关节周围的软组织疾病也有一定意义。

④MRI检查。

MRI检查是目前非侵入性诊断关节疾病的敏感性较高的方法，精确度超过

95%。MRI检查的目的不仅是辅助诊断半月板损伤，而且还能辅助确定是否伴随其他损伤、病变及其程度。根据半月板内部MRI信号特征，半月板损伤分为三度：Ⅰ度：半月板内部出现球状或不规则形高信号区，未达关节面；Ⅱ度：半月板内部高信号呈线状，可达半月板与关节囊连接处，但不与关节囊相通；Ⅲ度：可呈现多种表象，常见的有半月板内部高信号区累及关节面、半月板断裂、半月板与关节囊分离、半月板信号缺失和异常位置出现半月板信号。

关节镜外科在过去的20多年间发展速度很快。关节镜革命性地改变了骨科医生诊断治疗各种关节疾病的方法。关节镜可以作为半月板损伤确诊的手段，而且关节镜已经成为半月板损伤最主要的治疗手段。

（5）治疗

半月板损伤的治疗分为非手术治疗和手术治疗。一般来说，MRI上显示Ⅰ、Ⅱ度半月板损伤采用非手术治疗，Ⅲ度半月板损伤则应根据患者的症状、体征、半月板损伤的不同部位，以及有无合并损伤进行选择。

①非手术治疗。

非手术治疗的适应证主要有：A. 不全半月板损伤或小于5 mm稳定的边缘撕裂伤并且没有合并任何其他损伤；B .稳定的纵向半月板撕裂，长度短于1 cm的纵向半月板裂伤被认为是稳定的；C. 中心游离缘≤3 mm的损伤非手术治疗主要是对膝关节进行制动，同时辅以康复锻炼，一般采用长腿石膏托或等长的膝关节支具进行制动，固定时间一般为3～4周。在此期间，患者在医师的指导下进行股四头肌、腘绳肌、腓肠肌、比目鱼肌和髋部的伸肌、屈肌、收肌和展肌等的等长运动以保持肌肉的强度，一般可取得较好的疗效。

②手术治疗。

绝大多数半月板损伤都应采用关节镜下手术治疗，或如果经过非手术治疗后症状再次出现。

目前，半月板损伤的手术治疗可采用半月板撕裂部分切除成形术或者半月板缝合修复术。术中应使用探钩仔细检查半月板，以便发现隐匿的损伤，避免漏诊。半月板内侧2/3没有血运，损伤后通常采用部分切除术修整成形术，即切除半月板的撕裂部分，取出切除的碎片，剩余部分修整为光滑的弧形，避免在锯齿状边缘出现进一步的撕裂。合并有韧带损伤时，应同时治疗恢复膝关节的稳定性，对完全缺如的半月板，年龄≤40岁的成人，骨骼发育正常以及稳定关节可行同种异体半月板移植重建。

第二节　髌骨关节疾患与慢性劳损性疾病

一、髌骨关节疾患

（一）髌骨不稳定

1. 概述

髌骨不稳定是指外伤、先天性或后天性疾病使髌骨周围结构平衡受到破坏，髌骨偏离正常位置而发生脱位、半脱位或倾斜，以外侧移位最常见，且易复发，故又“称复发性脱位”（半脱位）或“滑动髌骨”。髌骨不稳定是前膝痛的常见原因，是髌骨关节常见疾病，是髌股关节骨关节炎的重要病因之一。

2. 病因及发病机制

引起髌股关节不稳定、髌骨偏移或半脱位的病因，实际上包括膝前区每一结构的异常，分为四类。

（1）股四头肌及其扩张部的异常

包括股内侧肌的萎缩或发育不良，内侧支持韧带松弛、断裂或撕裂，外侧支持韧带的挛缩，髌韧带附着点偏外侧，股外侧肌止点异常。

（2）膝关节力线异常

包括Q角增大，以及膝内、外翻和膝反屈等。

（3）髌骨形状异常

如分裂髌骨、异形髌骨、高位髌骨及髌骨发育小而偏平等。

（4）先天因素

主要指股骨髁的发育不良、继发变形或股骨外髁形状异常等。

上述改变的共同特点是髌骨关节失去正常的结构，导致作用于髌骨的牵拉和应力异常，或出现髌骨运动轨迹异常，使髌骨处于不稳定状态。

3. 分类

髌骨不稳定按髌骨形态不同可分为：髌骨对线不良、髌骨形态变异和高位髌骨。按脱位状况分类可分为：复发性髌骨脱位、习惯性髌骨脱位、持久性髌骨脱位、持久性髌骨外侧半脱位、髌骨髁间移位。

4. 临床表现

疼痛和“打软腿”是最主要的症状，以膝前内侧为多见。疼痛可因活动过多而加重，特别是上下楼、登高或长时间屈伸活动时更为明显。在走路负重时打“软腿”，甚至有时可摔倒。查体髌骨内缘及内侧支持带处压痛，髌骨可有挤压痛。股四头肌萎缩，以股内侧肌为重。髌骨不稳定的严重病例，因股四头肌无力而导致滑膜炎，患者出现关节肿胀，浮髌试验、轨迹试验以及恐惧症均阳性。急性期患者可出现膝关节迅速肿胀及关节腔积血。

轨迹试验：患者坐于床边，双小腿下垂，膝关节屈曲90°，使膝关节慢慢伸直，观察髌骨运动轨迹是否呈一直线。若有向外滑动，则为阳性，是髌骨不稳定的特异性体征。

恐惧症：患者膝关节处于轻度屈曲位，检查者向外推移其髌骨诱发半脱位或脱位时，患者恐惧不安和产生疼痛，使膝关节屈曲而使疼痛加剧。恐惧症亦是髌骨不稳定的特异性体征。

5. 治疗

（1）非手术治疗

①限制活动。

限制患者日常生活中的某些活动，如登高、爬坡等，可减轻髌骨关节的负荷，减少髌骨关节磨损，特别是了解到某项活动与症状加重有明显关系时，采用限制这项活动的方式，可以达到改善症状的目的。

②股四头肌练习。

亚急性或慢性病例常伴有明显的股四头肌萎缩、肌力减弱，特别是股内侧肌斜头肌力的减弱，可进一步加重膝关节的不稳定，使关节肿胀，症状加重，因此应加强股四头肌练习，改善股四头肌与腘绳肌的肌力比值。

③支具治疗。

髌骨支具有限制及稳定髌骨的作用，它用于急性患者，或在参加某项运动或活动较多时使用。长期佩戴可使患者感到局部不适，并易导致股四头肌萎缩。

④药物治疗。

非甾体抗炎药可减轻髌骨关节的骨性关节炎症状。

（2）手术治疗

如患者症状较重，经非手术治疗效果不显，多项检查证明其症状与髌骨关节结构异常或髌骨力线不正有关，可考虑手术治疗。手术的目的是改善髌骨力线，恢复髌骨关节正常的适合关系，重建伸膝装置。手术方式包括单纯松解术、外侧松解加内侧紧缩术、股内侧肌前置术、胫骨结节内移加前置术、关节置换等。应根据患者的不同年龄、不稳定程度、不同的病理因素，选择不同的方法单独或联合应用。

（二）髌骨软化症

1. 概述

髌骨软化症是由髌骨的软骨损伤引起的退行性变化，包括由于软骨的肿胀、碎裂、脱落和腐蚀等病变而产生的一系列症状。最后股骨与髌骨相对应的关节面也发生同样的变化，并逐渐形成髌骨关节的反应性增生，后期将形成骨性关节炎。该病常见于运动员，因此又称为“跑步膝”。

2. 流行病学

该病常见于田径、篮球、排球、体操等项目的运动员，其次为田径和举重，弹跳项目和需膝关节扭动的运动项目也容易发生该病。据调查，髌骨软化症患病率达36.2%，30～40岁的女性发病率高达50%。

3. 病因学

该病病因尚不明确，故关于该病的病因学说很多，包括创伤或过劳损学说、髌骨不稳学说、髌骨压力学说、自身免疫学说、软骨营养障碍学说以及软骨溶解学说等，其中过劳损学说最有理论依据，损伤后可能引起软骨代谢异常，从而使软骨形成退变。

4. 分类

根据髌骨软化的病理过程可分为四级：Ⅰ级，软骨改变局限，无表面破坏，术中利用钝性器械压迫病变区可见软骨变软，亦可见表面颜色改变；Ⅱ级，软骨表面因纤毛样变和裂痕使其不平衡；Ⅲ级，包括明显的纤毛样变，软骨裂缝深达软骨下骨，关节镜下呈典型的肉外观；Ⅳ级，部分软骨面完全消失，软骨下骨外露并被侵蚀。

5. 临床表现

多数患者主诉膝关节前钝痛、酸痛或不适，在长久蹲或坐位站起时尤为明显，后者常被称为“电影院症状”，可有关节弹响、打软腿或“交锁”现象。打软腿和疼痛在下楼时更为明显。体检时可见膝关节肿胀，髌骨压磨试验和单腿下蹲试验以及髌骨加压股四头肌收缩试验阳性等。亦可发现其他与髌骨病变有关的异常所见，如肌力不平衡或骨对线不良等。

髌骨压磨试验：检查时使髌骨与其相对的股骨髁间关节面互相挤压研磨或上下左右滑动，有粗糙的摩擦感、摩擦声和疼痛不适；或检查者一手用力将髌骨推向一侧，另一手拇指按压髌骨边缘后面可引起疼痛。有关节腔积液时，浮髌试验可呈阳性。

单腿下蹲试验：患者单腿持重，下蹲至90°～135°时出现疼痛，腿发软，蹲下后无法单腿站起。

6. 辅助检查

X线检查早期无异常所见、晚期可因软骨大部磨损，髌骨与股骨髁部间隙变窄，髌骨和股骨髁部边缘可有骨质增生。CT检查对诊断髌骨排列错乱及股骨髁发育不良有诊断价值，可作为X线片诊断的补充手段。MRI对髌骨软化症有较大的诊断价值。放射性核素骨显像检查时，侧位显示髌骨局限性放射性浓集，有早期诊断意义。关节镜检查是确诊髌骨软骨软化症最有价值的方法。

7. 诊断

髌骨软化症的主要依据是髌骨后疼痛，髌骨压磨试验和单腿下蹲试验引起髌骨后疼痛。应该注意检查有无合并半月板损伤和创伤性关节炎等。

8. 治疗

该病的治疗包括非手术治疗和手术治疗两种。治疗方案应针对病因，并根据髌骨关节面改变程度而定。

（1）非手术疗法

主要包括：注意避免直接撞击髌骨和减少髌骨摩擦活动，如上下山、上下楼、骑自行车等活动；口服非甾体消炎镇痛药物，加强股四头肌肌力训练，同时进行局部理疗；口服氨基酸葡萄糖有助于软骨中的蛋白多糖合成；关节腔内注射透明质酸，有助于改善症状。

（2）手术疗法

如非手术治疗无效或者病变严重或有明显关节、骨、软组织畸形，对线不良可考虑手术治疗。手术方案也应针对病因进行选择，主要包括髌骨软骨切削术、髌骨成形术、髌骨切除术、胫骨结节抬高术等。

二、慢性劳损性疾病

（一）膝关节周围滑囊炎

1. 概述

膝关节滑膜是人体关节中面积最广、最复杂的，也是形成最大的滑膜腔，由于膝关节滑膜面积广并位于肢体表浅部位，故遭受损伤和感染的机会较多，因此，临床上滑膜炎多表现在膝关节滑膜炎。

2. 病因学

膝关节滑囊炎往往由于碰撞、创伤，或反复摩擦、挤压等机械因素，或无外因引起。根据引起滑囊炎的病因可分为创伤性滑囊炎、化脓性滑囊炎、结核性滑囊炎、类风湿性滑囊炎、痛风性滑囊炎、化学性滑囊炎等。

3. 分类

膝关节滑囊炎有急性和慢性之分，以慢性滑囊炎多见。急性者囊壁发生炎性反应，滑液分泌增加，同时有液体渗出，使滑囊膨大，多为血性慢性滑囊炎，以后呈黄色，至慢性期则为黏液。慢性滑囊炎的囊壁水肿、肥厚或纤维化、滑膜增生呈绒毛状，有的囊底有钙质沉着，影响关节功能。另外，膝关节滑囊炎根据部位分为髌前侧、内侧和外侧滑囊炎。

4. 临床表现

急性滑囊炎的特征是肿胀、局限性压痛和活动受限。如为浅部滑囊受累如髌前，局部常红肿。化学性（如结晶所致）或细菌性滑囊炎均有剧烈疼痛，局部皮肤明显发红、温度升高。发作可持续数日到数周，而且多次复发。

慢性滑囊炎是在急性滑囊炎多次发作或反复受创伤之后发展而成。由于滑膜增生，滑囊壁变厚，滑囊最终发生粘连，形成绒毛、赘生物及钙质沉着等。因疼痛，肿胀和触痛，可导致肌肉萎缩和活动受限。

5. 辅助检查

尽管X线片无法显示滑囊，但可显示局部软组织肿块，有助于判断是否存在骨折、肿瘤或关节炎等疾病。彩色多普勒使用声波构建体内组织的图像，可用于观察受累滑囊的肿胀。MRI特别适用于观察如滑囊等软组织的病变，表现为囊性病灶。

6. 治疗

（1）病因治疗

去除引起滑囊炎的病因，减少滑囊处的机械性摩擦，如骨的畸形突起应予切除，改变不适当的工作姿势等。并应适当地休息。

（2）物理疗法

理疗、针灸、拔火罐，同时关节适当制动，避免病变部位继续摩擦和压迫。

（3）封闭疗法

慢性损伤性滑囊炎，可穿刺抽出囊内积液，然后流注入醋酸泼尼松龙（醋酸氢化可的松）或生物蛋白胶等，加压包扎，多可治愈。

（4）手术治疗

滑囊炎经上述非手术治疗无效者或滑囊炎致滑囊增厚、增大严重影响关节功能者，可手术切除。滑囊炎继发感染者应行外科切开引流，并全身应用抗生素，待炎症消退后再行滑囊切除术，以防复发。

（二）腘窝囊肿

1. 概述

腘窝囊肿，也称“贝克囊肿”（Baker's cyst），是腘窝内滑膜囊肿的总称。其中以半膜肌腱滑液囊肿和腓肠肌内侧头与半膜肌之间的滑液囊肿为多，常与关节腔相通。除此之外，还可发生在股二头肌、半腱肌、韧带和关节囊。临床上中年以上发病率最高，男性多于女性，单侧多于双侧。

2. 病因学

腘窝囊肿可分为先天性和后天性两种。前者多见于儿童或青少年，病因不明，发病率为2.4%～6.3%，很少合并关节内疾病。后者可由滑囊本身的疾病如慢性损伤等引起，发病率约为20%，其中有的是滑囊无菌性炎症积液膨胀而由深部向后膨出，有的是继发于膝关节内疾病而产生的滑膜腔的渗出物，如骨性关节炎、类风湿关节炎及半月板损伤等。老年人发病则多与膝关节病变和增生性关节炎有关。

3. 分类

主要改变有纤维型、绒毛型、纤维素型渗出型三种类型。镜下分型有纤维囊肿、滑膜囊肿、先天性囊肿、移行囊肿四种。

4. 临床表现

患者可觉腘窝部不适或行走后胀感，有的无自觉症状。老年人多表现为膝关节无力、软弱、关节后部疼痛等。囊肿较大时可妨碍膝关节的伸屈活动，自觉有酸胀不适，甚至可影响腘窝的静脉回流。

查体在腘窝部可触及有弹性的波动性肿物，表面光滑，质地较软，压痛不明显，而且和皮肤或其他组织不粘连，伸膝位隆起明显，屈膝位缩小或消失。如果囊肿与关节相通，持续挤压可使其缩小。压迫胫神经和腓神经可出现相应神经损伤的症状与体征。囊肿破裂可出现小腿肿胀、疼痛，严重的可并发后间隔综合征。囊肿压迫腘血管可诱发动脉缺血性疾病和静脉血栓形成而出现下肢疼痛、间歇跛行等症状。

5. 辅助检查

超声检查对诊断腘窝囊肿较准确，并可用于鉴别动静脉瘤、动脉外膜囊性疾患。MRI是诊断腘窝囊肿的有效方法，具有很高的敏感性和特异性。此外，关节镜检查有助于诊断，且能在镜检的同时行手术治疗。

6. 治疗

由于腘窝囊肿大多是继发的，因此首先查明原发病，治疗原发病，有的囊肿在原发病治愈后，会自行消失。单纯囊肿与膝关节腔不相通时，可采用B超引导下穿刺抽液，并注入糖皮质激素，使其粘连，疗效较好。对于囊肿较大，非手术治疗效果不佳，并影响关节活动的可采用手术治疗。对于儿童，手术治疗应谨慎，因儿童的腘窝囊肿有些是生理性的，常能随年龄增长自行消散。

（三）膝关节皱襞综合征

1. 概述

滑膜皱襞是由滑膜向关节内突出而形成。膝关节有许多皱襞，其中髌骨内侧缘皱襞是迄今为止最容易引起症状的皱襞。滑膜皱襞如经反复挤压性损伤，可发生出血、肥大和瘢痕化，临床上表现出膝关节疼痛、肿胀和关节弹响。这种症状被称为滑膜皱襞综合征。

2. 临床表现

多数患者主诉膝前疼痛，活动时加剧。因髌内侧滑膜皱襞受累者为多数，所以主诉髌内侧疼痛较多。伸屈膝关节时可引起低沉的弹响，可有打软腿和关节肿胀。体检时可见髌骨内侧压痛，让患者屈伸膝关节时可触及痛性条索滑过或弹过股骨内。膝屈20°～60°时疼痛明显，称为疼痛弧。

3. 辅助检查

X线检查对膝关节皱襞综合征的诊断价值有限。关节充气造影有时可见增厚的皱襞。MRI对软组织分辨率高，可明确显示滑膜皱襞，是滑膜皱襞检查的最佳选择。其中眉毛征、不全性分隔征及髌下脂肪垫假撕裂征是滑膜皱襞的MRI特征性表现。由于滑膜皱襞含水量少，呈长T_1短T_2信号表现，在T_1、T_2像均表现为线状低信号。膝关节镜检查可直接诊断滑膜皱襞综合征。

4. 治疗

早期应采用非手术治疗。常见非手术治疗的方法包括股四头肌功能锻炼、局部理疗或冰袋、穿戴髌骨暴露的活动性支具和非甾体抗炎药物。50%～70%的患者经非手术治疗后症状缓解或治愈。

如非手术治疗无效可行经关节镜手术治疗。采用关节镜可详细了解关节内情况，如发现明显增厚肥大的滑膜皱襞可经关节镜切除之。彻底切除滑膜皱襞是成功治疗的关键。如诊断明确亦可经膝前内侧切口切除病变的滑膜皱襞。

（四）髂胫束摩擦综合征

1. 概述

髂胫束摩擦综合征为膝关节髂胫束过度摩擦股骨外髁引起的过劳性损伤性疾病。多见于竞赛、竞走和自行车项目中，尤以中长跑项目多发。以运动性外侧疼痛为主要表现。

2. 病因学

当膝关节伸展时，髂胫束与股骨外上髁之间滑动，形成摩擦刺激和滑囊炎，引起疼痛。致病的因素是多方面的，包括膝关节的结构性异、常髋关节外展无力、肌腱的柔韧性差、过度的足内旋、膝内翻、过度训练以及不正确或不合适的训练技巧等，其中膝内翻被认为是危险因素。

3. 临床表现

长期进行长跑、竞走或自行车训练后出现症状，患者常有过度训练史。起初运动后出现外侧疼痛，疼痛位置较深，屈膝30°时疼痛最重，偶有外侧局部交锁感。严重者训练时可出现疼痛，并影响训练，休息后缓解。压痛位于股骨外上髁，局部轻度肿胀。伸屈膝时髂胫束滑过股骨外上髁时疼痛。被动膝内翻屈伸时疼痛加重，外翻后减轻。Noble试验阳性：对外侧髁施加压力，同时伸膝，约在30°时出现疼痛。Ober试验可以判断髂胫束是否过度紧张。

4. 辅助检查

诊断多依赖临床检查。X线检查往往是正常的。MRI检查局部可出现水肿以及滑囊炎的征象，邻近髂胫束的股骨外侧髁局部可出现水肿带及骨坏死信号，髂胫束可不增粗。

5. 诊断

诊断的关键是仔细检查关节间隙的压痛以及进行针对膝关节外侧间室的加压及屈曲检查。注意与外侧半月板损伤、股二头肌腱和腘肌腱炎、髌骨关节病区分。

6. 治疗

调整训练动作，停止诱发疼痛的训练。患者可以在大腿外侧面进行冰敷按摩和伸展训练。允许进行无痛性身体锻炼，但是应该避免进行下山、跑步锻炼和在坚硬的地上跑步。加强外侧牵拉练习，服用非甾体抗炎药、理疗和按摩有治疗作用。如果症状严重需停止训练一段时间。局部封闭治疗在早期可治愈。如果保守治疗无效，可以行手术治疗。在疼痛部位椭圆形或三角形切除部分髂胫束，术中确认不再有摩擦即可。术后3周内逐渐恢复训练。关节镜下或开放切除膝关节外侧滑囊也可取得较好的效果。

（五）髌下脂肪垫挤压综合征

1. 概述

髌下脂肪垫是位于髌韧带后侧的一团脂肪组织，呈四角锥体形，底栖于髌韧带，向上可延及髌骨关节面中点，向两侧可超出髌骨侧缘1 cm。如脂肪垫过大或股四头肌肌力减弱，在伸膝位时，脂肪垫可被挤压至股骨和胫骨之间，造成损伤。由于脂肪垫组织很敏感，所引起的疼痛会非常明显。反复的挤压可使脂肪变性、坏死、出血、炎症或肥厚，从而引起临床症状，称为髌下脂肪垫挤压综合征，又称“Hoffa病”。

2. 临床表现

多发于中老年和青壮年。患者往往有长期跑步、负重运动史或膝过伸史（膝反屈）。主诉关节活动时髌韧带后方或髌腱两旁疼痛，位置较固定。上下楼或半蹲时疼痛明显，休息、口服消炎止痛药后疼痛可减轻。行走时不敢完全伸直患膝，其原因是肥大的脂肪垫阻碍了正常的膝关节伸直运动。可出现膝关节假性交锁、关节肿胀和打软腿。髌骨下缘周围压痛和髌骨下方脂肪垫肿胀，髌韧带两侧压痛“象限”消失。局部注射麻药后如疼痛明显缓解则支持诊断。

Hoffa征阳性；患者屈膝，用两手拇指按压髌骨下方髌腱内外侧，然后让患者伸膝，在此过程中如果出现疼痛或者恐惧感，即为阳性。

3. 辅助检查

膝关节切线位X线片可见髌软骨下骨硬化或髌骨骨质疏松。MRI是诊断Hoffa病的有效手段，表现为矢状面及冠状面脂肪垫肥大并出现程度不等且不规则的中度信号，突入髌骨间隙、胫骨间隙及髁间窝，部分病例可见相应挤压部位骨髓水肿，甚至软骨下骨破坏。关节镜检查可确诊。

4. 治疗

对症状较轻的患者采用非手术治疗，包括：休息，避免剧烈活动；疼痛剧烈时可使用支具；股四头肌功能锻炼；局部热敷、理疗或按摩；口服NSAIDS药物；绑扎髌骨。但治疗不彻底，症状容易反复。

症状严重、保守治疗效果较差的患者可采用手术治疗。手术主要采用关节镜技术行髌下脂肪垫切除术。

第三节　膝关节损伤术后的康复

一、发病原因

（一）间接暴力

当站立不稳时，为了防止倒地，股四头肌用力牵拉髌骨可发生髌骨横形骨折。临床上，胫骨平台骨折经常由间接暴力引起，高处坠落时，足先着地，再向侧方倒下，力的传导由足沿胫骨向上，坠落的加速度使体重的力向下传导共同作用于膝部，由于侧方倒地产生的扭转力，导致胫骨内侧或外侧平台塌陷骨折。

（二）直接暴力

若髌骨受到外力直接碰撞，如跌倒时跪地或运动时踢伤或撞伤，常发生粉碎性骨折；若暴力直接打击膝内侧或外侧，使膝关节发生外翻或内翻，则导致外侧或内侧平台骨折或韧带损伤。

二、临床症状

（一）疼痛，活动受限

骨折后局部断端疼痛剧烈，局部压痛明显，膝关节活动明显受限或不敢活动。

（二）膝关节肿胀

可有皮下淤血、明显肿胀（因局部软组织内出血或炎性反应渗出所致）。

（三）骨擦音或骨擦感

骨折断端可触及。

（四）伤口或创面

根据损伤的暴力性质和程度可以有不同深度的伤口或皮肤擦伤。

（五）辅助检查

1. X线检查

常规拍摄膝关节正侧位片，髌骨内可见横断或星形X线透亮的骨折线，由于股四头肌肌腱和髌腱的牵扯，骨折块分离多较明显，骨折上段向上移位，而下段无移位。如股四头肌肌腱没有完全断裂，骨折移位较少见。

2. CT、MRI检查

CT及MRI检查可明确显示断端移位。疑似伴有韧带损伤者可酌情选用MRI检查。

三、康复治疗

膝关节骨折术后康复早期治疗原则为消肿止痛，促进患者骨折愈合；中后期治疗原则为改善患者膝关节活动度，增强患者膝关节肌肉力量，恢复运动功能。

（一）术后早期康复策略

1. 物理因子治疗

通过冰敷、紫外线、红光、短波、低频电疗、中频电疗、超声波等物理因子治疗，达到消炎、促进骨折愈合的目的，同时可以消肿止痛。

2. CPM机

可以借助一些辅助仪器，如CPM机、股四头肌训练椅等帮助患者进行关节活动锻炼。

3. 被动活动

在无痛范围内，治疗师帮助患者被动屈伸膝关节。

4. 肌肉的等长收缩

股四头肌等长收缩，3～4组/天，每组分为2个小组，每小组10次。患者只计数有质量的股四头肌收缩，足跟不离地（床）。如果患者觉得站立位更容易引起股四头肌收缩，那么锻炼也可以以站立位进行。早期力量训练的关键在于寻找最适宜完成有质量的股四头肌收缩的体位。

5. 关节松动

可选择轻柔的髌骨松动（1、2级无阻力）。

（1）患者取仰卧位，四肢自然放松于治疗床上。治疗师面向患者患侧肢体，双手拇指与食指置于髌骨两侧或上下。

（2）双手用力使髌骨往内侧或外侧移动。

（3）双手拇指、食指置于髌骨上、下端，将髌骨向上或向下推动。

6. 主动活动

（1）每日主动抬高患肢并冷敷2～3次，在锻炼后进行效果更好。

（2）抬高肢体并在冷敷的同时，进行踝泵运动及腘绳肌拉伸（20～30分钟）。

（3）仰卧位滑墙训练（适当的时候进行），每天3～4组，每组5次。

（4）主动足跟滑床，每天3～4组，每组10次。

7. 注意事项

伸膝时，髌骨及髌韧带处于放松状态，此时进行髌骨各个方向的松动有利于改善髌骨的固定范围，达到改善伸屈膝关节的目的。

（二）术后中后期康复策略

1. 主动训练

（1）直腿抬高锻炼法：患者取仰卧位，双腿伸直并拢抬起，保持足跟距离床面30 cm左右，坚持15～30 s，放下休息数秒，再抬起，反复训练。

（2）仰卧位空蹬车练习：患者平卧于床上，双下肢做缓慢踏空车运动，15分钟/天。

（3）完成1～4周时同样的训练，增加重复次数。锻炼次数可以增至每组10～20次，2组/天（在不疲劳的情况下）。

（4）在患者可耐受情况下开始闭链运动训练。

2. 关节松动术

（1）长轴牵引

患者取仰卧位，用固定带将患者大腿固定在治疗床表面，治疗师双手握住患者小腿远端，利用水平方向的拉力使股骨远端与胫骨平台进行水平分离。

（2）治疗屈曲受限症状

患者取仰卧位，将楔形垫放置于患肢膝关节下方腘窝处，将楔形垫边缘与患者胫股关节面平行，治疗师双手置于膝关节胫骨近端，向后按压将小腿向后方腘窝处推动。

（3）治疗伸直受限症状

患者取俯卧位，将楔形垫放置于患肢髌骨侧，楔形垫边缘与患者胫股关节面平行，治疗师一手置于腘窝胫骨近端，一手握住患者小腿，向前按压将小腿向前方髌骨侧推动。

（4）胫股关节侧方滑动

患者取侧卧位，患侧屈髋屈膝，另一侧腿自然放松于治疗床上，将楔形垫放置于膝关节外侧，楔形垫边缘与胫股关节面平行，治疗师将双手放置于胫骨近端，将小腿向内侧或外侧推动。注意保持屈膝体位，以便在侧副韧带放松时进行手法治疗，改善屈膝功能。

3. 肌力及肌耐力训练

（1）闭链运动进阶

闭链运动进阶包括居家使用门槛进行跨步平衡练习，锻炼后仍需冷敷。

（2）膝关节伸屈活动法

患者坐在床边，双膝置于床旁，尽量伸直膝关节，保持伸直位，有酸胀感时缓慢屈曲膝关节，反复进行锻炼。

4. DNS技术治疗

仰卧位屈膝屈髋训练（骨折术后患者屈膝角度接近90°时才能进行训练），通过加强深层脊柱稳定系统的整合能力提高患侧膝关节的运动功能。

（1）体位摆放：嘱患者取仰卧位，双上肢肩关节微外展，前臂旋前，下肢患侧髋关节微外展、外旋、屈曲90°，膝关节屈曲90°，将支撑物（木凳）置于患侧小腿处，健侧取伸展位。

（2）姿势呼吸调整训练：首先让患者吸气（腹式呼吸），在患者吸气过程中，叮嘱患者深吸气，在确定按压部位扩张达到吸满的程度后让患者呼气，呼气的同时让患者通过腹内压控制向外挤压治疗师按压手，维持膈肌、腹壁肌群、盆底肌形成的稳定柱状体，并且在开始呼气时撤掉支撑物，使患者自主维持初始摆放体位直至呼气结束。

（3）训练15次为一组，患者有明显疲劳感即可休息。

5. 注意事项

膝关节骨折通常由运动或意外时的伤害事故造成，所以难以预防。不过，强化肌肉力量、提高柔韧性和协调性，以及采取必要的保护措施有助于降低髌骨骨折的风险，日常应经常锻炼使腿部肌肉强壮，并加强身体的柔韧性和协调性。参加运动或比赛前先充分热身，运动间歇要注意休息，过于疲劳会增加受伤的风险。日常行走时应注意四周情况，避免危险和意外。

四、膝关节功能康复锻炼

（一）第一阶段（0～1周）

1. 目标

（1） 控制术后疼痛与肿胀，预防关节僵硬。

（2） 维持膝关节被动活动度（角度为0～90°）。

（3） 激活股四头肌与腘绳肌的等长收缩能力。

2. 注意事项

（1）若手术切口出现红肿、渗液、发热或剧烈疼痛（VAS≥4/10），立即停止训练并联系主刀医师。

（2）术后早期可借助拐杖进行非负重行走（患肢完全离地），但需保持切口干燥。

（3）所有训练需在无痛范围内进行，避免主动屈伸膝关节。

3. 康复干预

（1） 水肿与疼痛管理

①RICE原则：休息（rest）、冰敷（ice）每次15～20 min，每日4～6次）、加压包扎（compression）、抬高患肢（elevation）。

②踝泵训练：主动背屈与跖屈踝关节（10～20次/组，每30 min为一组），促进下肢静脉回流，如图3-1、图3-2所示。

③下肢功能维持：直腿抬高，仰卧位直腿抬高（10次/组，3组/日），如图3-3、图3-4所示。

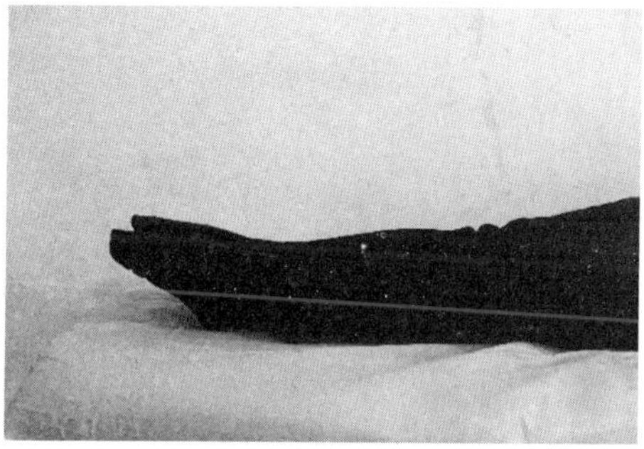

图3-1　踝关节背屈

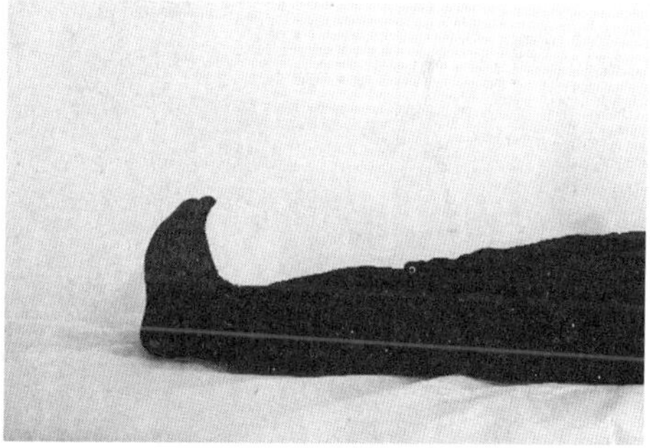

图3-2　踝关节跖屈

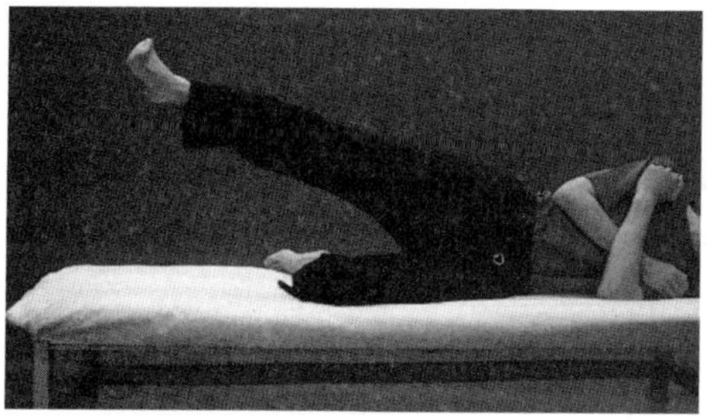

图3-3　直腿抬高锻炼

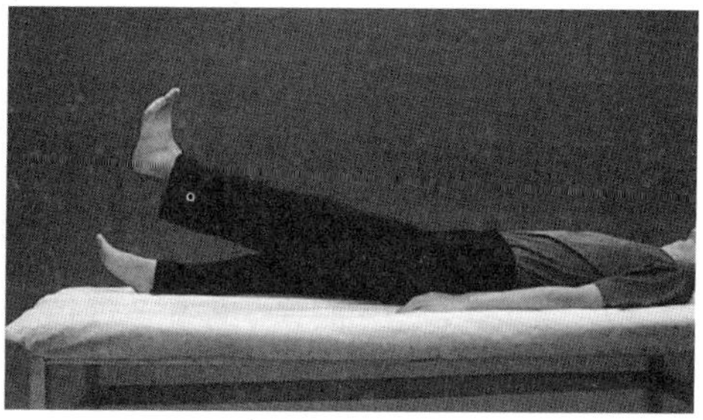

图3-4　侧方直腿抬高锻炼

（2）膝关节活动度训练

①被动屈伸训练：坐位双手辅助患膝屈曲（如图3-5所示），或使用CPM机辅助（0～90°）。

②卧位屈膝滑动（如图3-6所示），由治疗师或家属轻柔辅助。

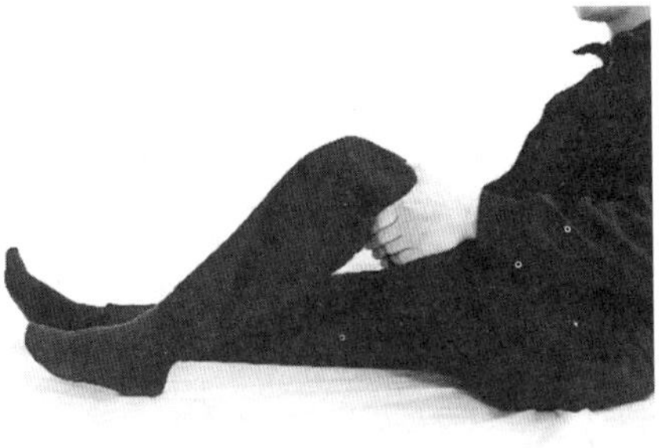

图3-5　坐位双手辅助屈髋屈膝

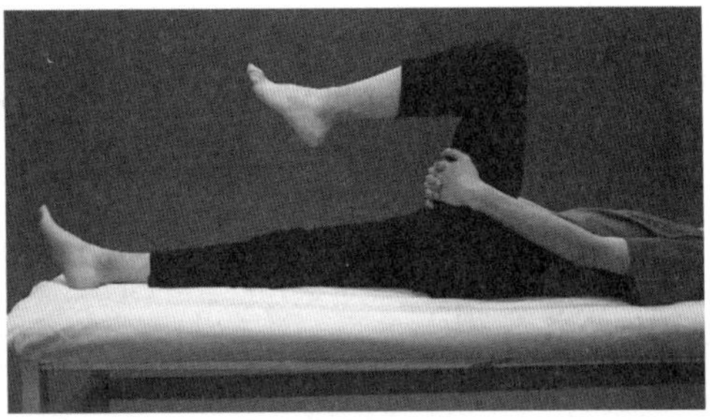

图3-6　卧位屈膝练习

（3）肌力训练（等长收缩）

①股四头肌激活：膝下垫毛巾，用力下压绷直膝关节（维持6～10 s，5～10次/组，每日3组），如图3-7所示。

②腘绳肌激活：足跟下压床面，微屈膝关节并维持，如图3-8所示。

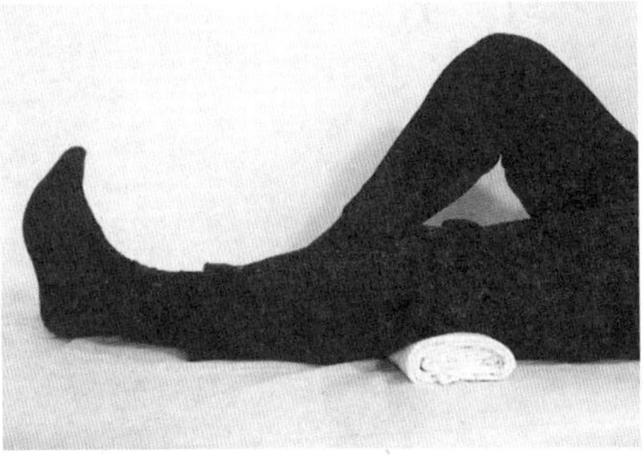

图3-7　患腿膝下垫毛巾，用力绷直

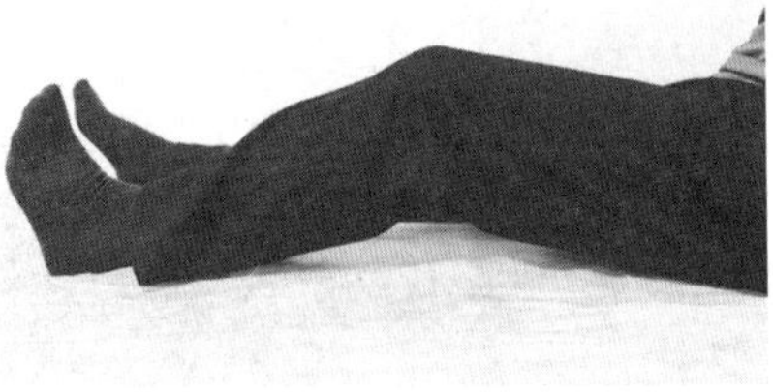

图3-8　膝盖微屈，足跟用力下压维持

（二）第二阶段（2～6周）

1.目标

（1）提高膝关节主动活动度（屈度≥120°）。

（2）增强股四头肌与腘绳肌肌力（达健侧50%～60%）。

（3）逐步过渡至部分负重行走（体重的20%～50%）。

2. 注意事项

（1）训练后冰敷15 min以缓解肿胀。

（2）避免快速屈伸或旋转膝关节，防止移植物或内固定失效。

3. 康复训练

（1） 进阶活动度训练

①坐位主动屈膝（健腿辅助患腿，如图3-9所示），逐步增加屈曲角度。

②俯卧位悬吊屈膝（利用重力辅助屈曲）。

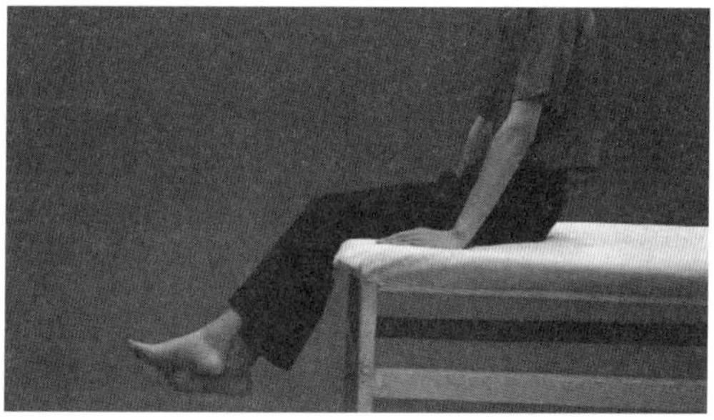

图3-9 座位健侧辅助患膝屈曲

（2）抗阻肌力训练

①开链训练：弹力带抗阻伸膝屈膝（屈度为0～45°，10次/组，3组/日），如图3-10、图3-11所示。

②闭链训练：靠墙静蹲（角度为30～60°），膝关节不超过足尖，如图3-13所示。

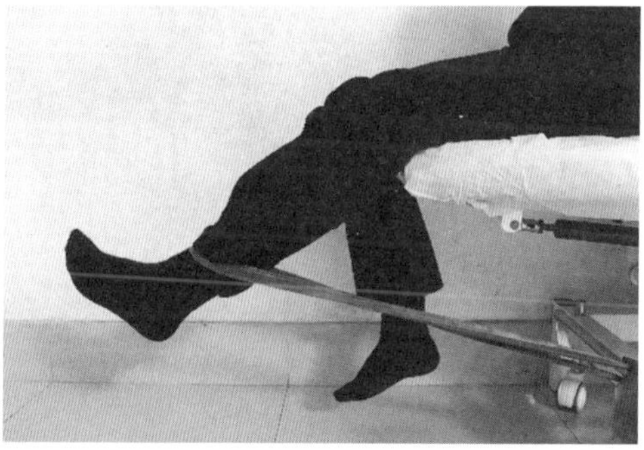

图3-10 膝关节抗阻伸膝

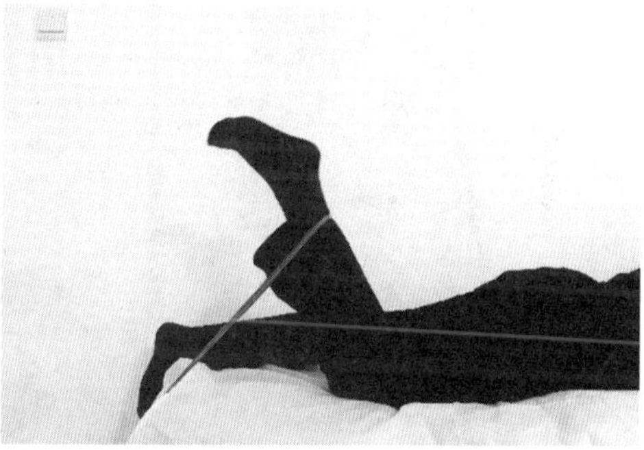

图3-11 膝关节抗阻屈膝

（三）第三阶段（7～12周）

1. 目标

（1）恢复膝关节全范围活动度（屈度≥135°）。

（2）提高下肢耐力与动态稳定性。

（3）实现无辅助完全负重行走。

2. 注意事项

（1）禁止进行跳跃、深蹲或等速训练，直至影像学确认骨折或移植物愈合。

（2）训练中需监控髌骨轨迹，避免髌骨关节应力异常。

3. 康复训练

（1）动态活动度训练

①主动屈膝抱腿（坐位，如图3-12所示），逐步达到最大屈曲角度。

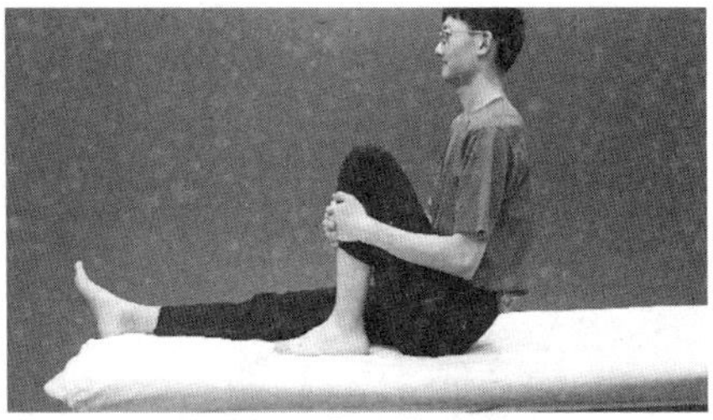

图3-12　坐位抱腿练习

（2）功能性肌力训练

①靠墙静蹲（角度为60°～90°），控制膝关节稳定性，如图3-13、图3-14所示。

②单腿站立平衡训练（30 s/次，5次/组）。

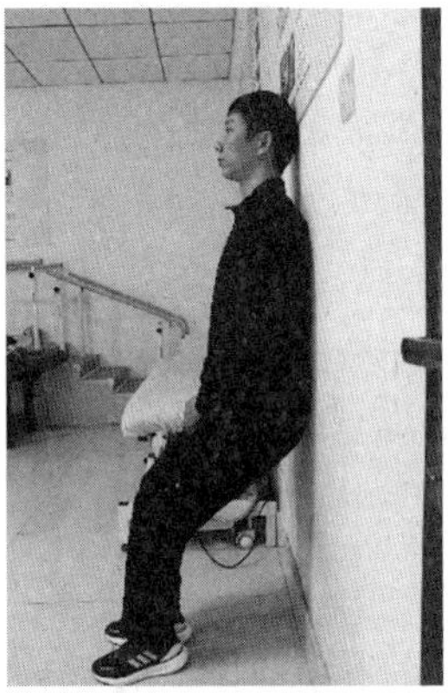

图3-13　靠墙静蹲60°左右

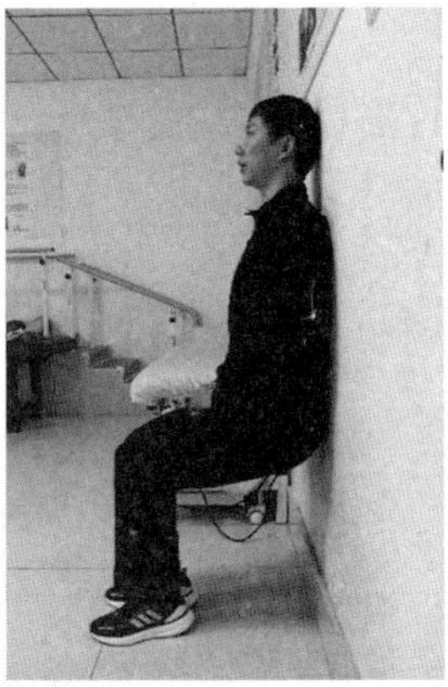

图3-14　靠墙静蹲90°（膝盖不超过脚趾）

（3）步态再教育

平地步行过渡至上下楼梯训练（健侧先上，患侧先下）。

第四章　踝、足关节疾病康复治疗

第一节　踝、足关节损伤与脱位

一、踝关节损伤与脱位

（一）概述

踝关节是人体负重最大的关节，日常生活中行走和运动等活动时承受着2～5倍人体重量的应力。踝关节的组成和稳定主要是依靠骨性结构和韧带结构。骨性结构包括胫腓骨远端和距骨，其中胫骨远端膨大并向内下方突出形成内踝，胫骨下端后缘向后突出形成后踝，腓骨远端膨大形成外踝、由内踝、外踝和胫骨下端关节面构成踝穴，包容距骨体。距骨分为体、颈、头三部分，其中距骨体马鞍形顶与胫骨平台所构成的关节是踝关节的主要组成部分，其两侧的关节面还与相应的内、外踝构成关节。韧带结构主要包括下胫腓复合体和内外副韧带复合体。下胫腓复合体由下胫腓前韧带、下胫腓后韧带和骨间韧带组成，而内侧副韧带（三角韧带）由浅层的胫跟韧带和深层的前后胫距韧带组成，外侧副韧带由距腓前韧带、跟腓韧带和距腓后韧带组成。上述骨性结构和韧带的损伤可引起踝关节骨折或脱位，对关节功能造成严重影响，最终可能导致踝关节骨关节炎的发生。

（二）病因损伤机制及分类

踝部骨折脱位多由间接暴力所致，偶尔由直接暴力引起。大多数是在踝跖屈扭伤时，暴力传导引起踝部骨折。由于间接暴力的大小、作用方向、受伤时踝部姿势各不相同，因此踝部骨折脱位的表现常常不同。

踝部骨折脱位最常用的分类方法是Lauge-Hanscn分类。根据踝关节受伤时外力作用的方向、足部所处的位置以及不同的创伤病理改变，分为旋后-内收型、旋后-外旋型、旋前-外展型、旋前-外旋型和旋前背屈型。Lauge-Hansen分类方法按照损伤机制进行分类，对手法复位及固定具有指导意义，同时也便于发现韧带损伤等隐性损害。但该类分类方法主要针对间接暴力，没有对直接暴力造成的损伤进行分类。

（三）临床表现和诊断

踝关节受伤后，局部会出现明显的肿胀和瘀斑，还会出现内翻或外翻畸形及活动障碍。局部肿胀、压痛和功能障碍是踝关节骨折脱位的主要临床表现。查体可扪及局限性压痛点。诊断主要依靠有无暴力史，查体有无明显畸形及活动障碍，影像学检查可确诊。

（四）相关检查

1. X线检查

常用的踝关节X线片包括踝关节正侧位片和功能位片。对于复杂的不能完全排除的踝关节损伤，需要拍摄特殊位置的踝关节X线片，如踝穴位（踝关节内旋20°行前后位摄片）、斜位和应力位，从而更加准确地显示损伤的程度和类型。

2. CT扫描

在轴位、矢状位和冠状位对踝关节进行扫描，有助于评估骨折的范围、骨折块大小、移位程度等，能更好地显示关节内骨折，尤其是在诊断距骨滑车骨折时有特殊意义。术前CT三维重建图像对制订术前计划和指导手术也有很大帮助。

3. MRI扫描

踝关节损伤多合并周围韧带损伤。MRI可以清晰地显示肌肉、肌腱、韧带等软组织影像，对于踝关节周围韧带损伤的程度和术中修复具有一定的参考价值和指导意义。

（五）治疗

踝关节骨折脱位一旦诊断明确，在全身条件允许的情况下，应及早治疗，包括闭合复位或切开复位内固定。需要手术但全身状况不允许时，需要初步闭合复位加临时固定。治疗的目的在于良好的骨折复位，恢复踝关节功能，避免日后出现创伤性关节炎，因此在治疗时应尽量达到以下效果：恢复踝穴的正常解剖关系，踝关节负重面必须与小腿纵轴垂直，踝关节的关节面应尽量光滑。

1. 单纯内踝骨折

（1）非手术治疗

适用于单纯无移位的内踝骨折或对踝关节功能要求不高的患者，可选择石膏固定。

（2）手术治疗

对于踝关节功能要求较高、移位的内踝骨折，可选择内固定治疗。骨折块复位后根据骨块大小可选择用2枚4 mm的松质骨拉力螺钉固定，或1枚拉力螺钉、1枚克氏针固定，对于骨折块太小或粉碎性骨折无法使用螺钉时，可用2枚克氏针加张力带钢丝固定。对于单纯内踝骨折应考虑有无外侧副韧带损伤可能。

2. 单纯外踝骨折

对于单纯的外踝骨折而言，在选择治疗方式时应更加慎重。对于同时伴有内踝骨折、踝关节稳定性丧失的患者，外踝的复位固定非常重要。

3. 双踝骨折

双踝骨折伴有或不伴有内外侧副韧带联合损伤，踝关节的稳定性受到破坏，胫距关节接触面减少，关节的正常应力传导受到影响，应选择手术切开复位内固定。手术多在伤后早期12小时内、软组织肿胀不明显时进行。若伤后时间超过12小时、软组织明显肿胀，则需要延长手术等待时间至伤后1～2周、肿胀消退后。骨折的固定以钢板+螺钉内固定为主，或拉力螺钉固定。

4. 三踝骨折

三踝骨折是指除内外踝骨折外，胫骨远端后唇同时发生骨折移位，造成踝关节后外侧移位和足部旋后的外旋畸形，多由外展或外旋暴力造成。该类骨折的治疗原则及复位指征与双踝骨折相同。后踝骨折若累及25%～30%以上的踝关节负重面，则应该行解剖复位和内固定。术中需先复位外踝，由于下胫腓后韧带的牵拉，外踝的复位可以使后踝骨折块满意复位。另外也可采用用力背伸踝关节，通过后关节囊的牵拉作用来复位后踝骨折块。对于后踝骨折块的固定，可选用松质骨螺钉由后向前固定或埋头拉力螺钉由前向后固定。

5. 难复性踝关节骨折

难复性踝关节骨折脱位常常发生在外踝骨折伴有内侧副韧带或下胫腓联合损伤的情况。由于撕脱的内侧副韧带或胫后肌腱、血管神经嵌在内踝和距骨之间，闭合复位往往不能取得满意效果，多采用手术复位。术中需要将内踝处的嵌入物清除，重新修复内踝处撕裂的韧带并复位外踝的骨折块。

二、足部骨折脱位

（一）概述

足部共计有跗骨7块、跖骨5块及趾骨14块。26块骨之间形成复杂的关节，包括距下关节、距舟关节、跖趾关节等，以满足人体对足功能的要求。关节周围有众多韧带结构对关节进行加固。足按稳定性可分为内侧柱、中柱和外侧柱。按功能解剖可分为前足、中足和后足。前足由5块跖骨和14块趾骨组成，两者共同形成跖趾关节。中足由5块跗骨组成，包括3块楔骨、舟骨和骰骨。后足由跟骨和距骨组成。

正常情况下足非常稳定，一方面依赖于足部骨骼之间的紧密结合，另一方面依赖于关节周围的软组织结构，包括关节囊和韧带。足弓的存在使得重力从踝关节经距骨向前分散到跖骨小头，向后传向跟骨，以保证直立时足底支撑的稳定性。上述足部骨骼或关节的损害都可能引起骨折脱位，使得正常人体足的应力传导受到影响，从而影响足的功能。

（二）距骨骨折与脱位

1. 概述

距骨参与形成踝、距下和距舟等关节，在下肢功能中起重要作用，一旦损伤对患者足功能影响巨大。但目前距骨骨折脱位仍然是一种使骨科医生感到棘手的损伤类型，缺乏一种明确而有效的方法对其进行治疗。

2. 病因学及分类

距骨骨折脱位最常见的原因是创伤，包括直接暴力和间接暴力。距骨骨折脱位临床常用的分类包括Coltat分类和Matti-Weber分类。

3. 临床表现

有明确的外伤史，多为高处跌落的直接暴力造成。临床常表现为踝关节下方肿胀、疼痛，不能站立和负重行走。距骨颈骨折常表现为踝关节前下部有压痛和足的纵轴挤压痛。伴有距骨脱位者可见局部有明显凸起，足趾多有屈曲挛缩，足外翻、外展。若为距骨后突骨折，可有明显踝关节后部压痛，同时在踝关节背伸或跖屈状态可引起疼痛加重。

4. 相关检查

距骨的正位和侧位X线片常可做出诊断。对骨折进行切开复位内固定时，应常规行CT扫描，三维重建图像对制订术前计划和指导手术过程也有所帮助。对于距骨坏死的诊断，早期常采用敏感性较高的MRI。

5. 诊断

有明确暴力史，踝关节下方明显肿痛伴有活动障碍应考虑距骨骨折可能。X线片可明确诊断。

6. 治疗

（1）距骨头骨折

无移位的、稳定的距骨头骨折应采用非负重小腿石膏固定4周，并逐渐过渡到负重行走。不稳定的、明显移位的骨折需要行手术切开复位内固定。手术入路常常采用前内侧入路，经胫前肌肌腱内侧进行切开复位。距骨头骨折很难使用钢板固定，固定方式往往选择克氏针、螺钉或可吸收螺钉。术后2周左右进行早期锻炼，6周左右逐渐负重。对于粉碎性骨折，若距骨头形态恢复，可使用外固定器固定；若无法复位固定，可行距舟关节融合。

（2）距骨颈骨折

距骨颈骨折约占距骨骨折的50%。由于距骨的血供由距骨颈处进入距骨，因此距骨颈骨折后易引起距骨坏死。距骨颈骨折常常根据Hawkins分类来选择治疗方式。Hawkins将距骨颈骨折分为四型：Ⅰ型，无移位的距骨颈骨折；Ⅱ型，移位的距骨颈部骨折合并距下关节脱位或半脱位；Ⅲ型，移位的距骨颈部骨折伴有距骨体完全脱位和距下关节脱位；Ⅳ，上述后两种类型同时伴有距舟关节脱位。

Hawkins Ⅰ型，即无移位的距骨颈骨折，常常采用非负重小腿石膏固定6～12周，其后逐渐过渡到负重。对于HawkinsⅡ型、Ⅲ型和Ⅳ型骨折损伤，由于闭合复位很难达到解剖复位，原则上应尽快行切开复位内固定。早期的手术复位可能会降低距骨发生坏死的概率。手术入路常常选择经前内侧入路，能较好地暴露骨折并且容易延长切口以便做内踝截骨。多选择螺钉固定，内固定的最佳部位是距骨头外侧，从后向前植入螺钉。对于合并距下、距舟关节脱位者，还需要进一步复位脱位关节。术后需要石膏固定6～8周，并逐渐负重。

（3）距骨体骨折

距骨体骨折同样可能发生坏死，同时相对于距骨颈骨折而言，其发生创伤后距下关节炎的可能性明显增加。无明显移位的距骨体骨折可采用石膏固定6～8周，其后逐渐负重。对于有移位的距骨体骨折，如手法复位效果较好，可在手法复位后予以石膏固定。如复位失败，应予以切开复位内固定。手术入路多选择内外侧两个切口分别进入踝关节和距下关节，充分显露骨折和距骨关节。对于较小的骨折片可予以切除。严重的粉碎性骨折，若无法有效复位，可能需要切除距骨体，同时进行Blair融合术或跟骨胫骨融合术。

（4）距骨外侧、内侧或后侧突骨折

距骨骨折可累及距骨体的外侧突、后侧突或三角韧带深部附着部的内侧突。对于该类骨折，若无明显移位或骨折未累及距骨后关节面，常采用非负重石膏固定

6～8周，并逐渐负重。如果骨折有明显移位，则具有手术治疗指征，手术方式可选择切开复位内固定或骨折块切除术。

（三）跟骨骨折与脱位

1. 概述

跟骨是由一薄层的骨皮质包绕松质骨组成的不规则长方形结构，包括六面和四个关节面，其中前距、中距和后距分别与距骨的前跟、中跟和后跟组成距下关节。跟骨外侧皮质较薄，骨面较为平坦。内侧皮下软组织较厚，骨面呈弧形凹陷，载距突在内侧中1/3形成突起。跟骨后方宽大，向下移行为跟骨结节。跟骨常用的测量指标包括Bolher角和Gissane角。正常跟骨参与足部的负重和运动，其与距骨形成的距下关节主要运动方式为跖屈—旋后内收，能在足部活动中很好的辅助踝关节活动。跟骨骨折脱位是足部常见的损伤，多见于青壮年，严重损伤时多遗留并发症。

2. 病因学及分类

跟骨骨折的病因多为暴力损伤，其中以直接暴力多见。按暴力作用的机制不同分为三类，包括撕脱应力、垂直压缩应力和剪切力。Sanders分型基于冠状面CT扫描，将跟骨骨折分为四型：Ⅰ型：无移位骨折（移位<2 mm）；Ⅱ型：一条骨折线、两部分骨折块，骨折移位明显（移位>2 mm），根据骨折位置在A、B、C三点又分为ⅡA型、ⅡB型、ⅡC型；Ⅲ型：两条骨折线、三部分骨折，根据骨折位置分为ⅢAB型、ⅢBC型、ⅢAC型；Ⅳ型：三条骨折线、四部分骨折块及以上，即ⅣABC型。

3. 临床表现

有明确的外伤史，多为高处跌落或交通事故所致。男性青壮年多见。临床常见足部明显肿胀，剧烈疼痛伴有足部功能障碍。部分严重患者可出现足部感觉障碍及足部明显畸形。

4. 相关检查

诊断常用X线检查。常用的投照位置包括足前后位和侧位。其中前后位可判断骨折是否波及跟骰关节，侧位片可显示Bolher角和Gissane角的变化。部分患者可拍摄跟骨轴位片以显示跟骨宽度变化及跟骨内外翻情况。关节内骨折或需要行手术治疗的患者需行CT检查，以了解关节面损伤情况。

5. 诊断

有明确暴力史，后足明显肿痛伴有活动障碍应考虑跟骨骨折可能。X线片可明确诊断。

6. 治疗

跟骨骨折治疗方案的选择应该根据患者的年龄、全身情况、局部情况、损伤后时间、骨折类型、软组织情况和医生的经验进行综合判断。对于关节外骨折、移位不明显者多采用保守治疗，包括闭合复位石膏固定、牵引固定或穿针固定等。切开复位可很好地恢复关节面和跟骨轴线，并可纠正短缩畸形和内外翻畸形，常常用于关节内骨折、移位明显的患者。手术多选择外侧L形切口，固定方式可根据骨折类型选择钢板或螺钉。术后患者可早期活动，术后6～10周部分负重，12～16周逐步完全负重。

（四）跗跖关节骨折与脱位

1. 概述

跗跖关节是由足部三块楔骨和骰骨的远侧面与5个跖骨底构成的平面关节，跗跖关节损伤又称为“Lisfranc骨折”，涉及轻度扭伤、轻度半脱位、骨折脱位、骨折明显移位等多种范围。跗跖关节是中足的重要结构，在行走时完成将重力由中足向前足传导，并在行走步态中支撑体重。因此，跗跖关节一旦损伤会严重影响步态。

2. 病因学和分类

跗跖关节的损伤常常由暴力造成，包括直接暴力和间接暴力。直接暴力多由重物坠落砸伤及车轮碾压所致，其作用机制相对简单，不同的直接暴力造成不同的骨折、脱位类型。间接暴力的作用机制相对复杂，常见的两种类型包括前足外展损伤和足跖屈损伤。前者是由于后足固定、前足受到强力外展应力时发生的跗跖关节损伤。后者是由于足极度跖屈时、足的纵轴受到压缩外力的影响造成跗跖关节脱位。临床常常根据X线片对跗跖关节损伤进行分类，多分为A型、B型、C型三类。A型又称为“同向型损伤”，即所有5个跖骨同时向一个方向脱位，通常向背外侧脱位，常伴有第2跖骨基底或骰骨骨折。B型又称为“单纯型损伤”，即仅有1个或几个跖骨脱位，其中B1型为单纯第1跖骨脱位，B2型为外侧数个跖骨脱位。C型又称为“分离型损伤”，即第1跖骨与其他4个跖骨向相反方向移位，其中C1型只涉及部分跖骨，C2型涉及全部跖骨。

3. 临床表现

常常有外伤史。临床常见中足肿胀，剧烈疼痛伴有足部功能障碍。患者不能负重是跗跖关节损伤的间接表现。查体可发现中足局部压痛和肿胀，部分皮肤出现瘀血。另外可采用旋转试验对跗跖关节进行检查，该方法具体为提、压第2跖骨头，通过对第2跗跖关节施加应力来诱发跗跖关节疼痛进而获得阳性结果。对于跗跖关节损伤的诊断应全面而仔细，以便发现微小损伤，特别是通常在X线片上不显示移位的第1跗跖关节。

4. 相关检查

对于跗跖关节损伤常规行X线片检查，包括正侧位片和30°斜位片。其中具有重要参考价值的指标如下。

前后位X线片中可见第2跖骨干内侧面与中间楔骨内侧面在一条直线上，第1、2跖骨间的基底间隙和内、中楔骨的间隙基本相等。

斜位X线片中可见第4跖骨干内侧面与骰骨内侧面在一条直线上，第3跖骨内缘和外侧楔骨内缘在一条直线上，第2、3跖骨基底间隙和内、中楔骨间隙相等。上述指标正常时，还需要拍摄负重位、应力位X线片，以利于发现隐匿性损伤，对于复杂的、需要手术治疗的跗跖关节损伤还需要行足部CT扫描，从而更加清晰地明确跗跖关节的解剖关系，有助于发现轻微损伤，并且可显示软组织与骨折块嵌塞情况。

5. 诊断

有明确暴力史，中足明显肿痛伴有活动障碍应考虑跗跖关节骨折可能。X线片和CT可明确诊断。

6. 治疗

对于跗跖关节损伤而言，其治疗原则是恢复受累关节的解剖对线。对于无明显移位或移位小于2 mm的损伤可采用闭合复位，复位后予以非负重石膏固定6～8周再予以负重石膏固定4～6周。对于复位后石膏固定不稳、可能出现再次移位时，可予以克氏针经皮交叉固定或空心钉固定，再用石膏联合固定。术后6～8周取出克氏针。对于闭合复位失败、骨折移位明显、解剖结构异常的患者，需要行切开复位内固定，以便尽可能达到解剖复位。切口常常选择足背第1、2跖骨基底间纵向切口，必要时可加开第4、5跖骨基底背侧纵向切口。复位满意后可选择克氏针、空心钉或松质骨螺钉进行骨折，其中第1、2、3跗跖关节损伤常选用螺钉固定，第4、5跗跖关节常选用克氏针固定。术后2～3周逐渐开始功能锻炼，4～6周部分负重，6周后完全负重。术后6～8周可拔出克氏针，术后3个月取出螺钉。

（五）跖趾关节骨折与脱位

1. 概述

跖骨骨折常见于暴力直接损伤，如重物砸伤，也可见于间接暴力损伤。跖趾关节脱位相对少见，多为过伸损伤引起的背侧脱位。

2. 病因

直接暴力或间接暴力造成跖趾关节骨折与脱位。

3. 临床表现

有明确的外伤史。损伤处疼痛明显，伴有局部皮肤肿胀及瘀斑。查体跖趾关节局部有明显压痛，可伴有畸形。跖趾关节脱位时可见远端趾骨背伸或跖屈移位。

4. 相关检查

常规的足部正侧位、斜位X线片可显示有无骨折、骨折的类型、骨折移位的情况、有无撕脱骨折、是否伴有脱位、脱位的方向。

5. 治疗

趾骨骨折可予以手法复位，固定在相邻的足趾即可。如为严重粉碎性骨折可切除末节趾骨。跖骨骨折可予以骨折复位石膏固定，也可采取克氏针固定。伴有跖趾关节脱位时，可行局麻下手术复位。复位稳定时可予以小夹板固定3～4周，后逐渐负重；复位不稳定时可予以克氏针固定，3～4周后拔出克氏针。不能满意复位者可予以切开复位内固定。

三、韧带损伤

（一）概述

踝关节的韧带结构主要包括两个韧带复合体，即下胫腓联合复合体和内外侧副韧带复合体。下胫腓联合复合体包括下胫腓前韧带、下胫腓后韧带、下胫腓横韧带和骨间韧带三部分，其中骨间韧带最为坚强，下胫腓前韧带最为薄弱，因此下胫腓联合后方的损伤多表现为胫骨后结节的撕脱骨折，前方的损伤多表现为下胫腓前韧带的撕裂。踝关节内外侧副韧带从两侧加强关节囊，其中外侧副韧带自前向后分为距腓前韧带、跟腓韧带和距腓后韧带。外侧副韧带的主要作用为防止足内翻，并且可以防止距骨向前移位。内侧副韧带主要由浅层的胫跟韧带和深层的前后胫距韧带组成，其主要作用为对抗后足的外翻应力，并且能限制距骨侧向移位。与骨折脱位相比，上述踝关节韧带结构的损伤同样可以引起踝关节不稳，损伤严重时还需要行手术治疗。

（二）下胫腓联合损伤

1. 病因及损伤机制

下胫腓联合损伤的常见机制为暴力使距骨在踝穴内外展或外旋，从而导致韧带损伤。其中外旋应力是引起下胫腓联合损伤的主要暴力原因。当外旋暴力作用于踝关节时，腓骨远端发生外旋和后移，进而使得下胫腓前韧带张力逐渐升高直至断裂，而下胫腓后韧带保持完整并作为铰链连接胫骨和腓骨远端，使两者之间保持最低分离。当外旋暴力过大或伴有足外展并累及骨间膜时，则下胫腓联合主要韧带完全断裂，下胫腓联合完全分离。目前对下胫腓联合损伤的分类无统一标准，主要可以分为韧带部分损伤和完全损伤。

2. 相关检查和诊断

对于下胫腓联合损伤的诊断主要依靠影像学检查。国外文献指出，X线片正常的下胫腓联合的解剖关系包括：前后位或踝穴位片上下胫腓骨间隙≤6 mm，前后位片上胫腓骨重叠>6 mm或大于腓骨宽度的42%，踝穴位片上胫腓骨重叠影>1 mm。上述指标的异常应怀疑有下胫腓联合损伤。在没有腓骨骨折的情况下，踝关节内侧间隙增宽是判断下胫腓联合分离的最可靠X线片依据。在常规X线片无法明确而又高度怀疑下胫腓联合有损伤的情况下，应该进行双侧踝关节X线片对比或拍摄应力位X线片。必要时可考虑进行MRI检查以明确是否有韧带损伤以及损伤的程度。另外，术中Cotton试验、外旋试验、挤压试验、腓骨横移试验和侧向试验等对于下胫腓联合损伤的诊断具有一定的参考价值。

3. 治疗

恢复下胫腓联合的解剖关系对于踝关节的功能非常重要，治疗的原则主要是复位和固定。大多数急性单纯性下胫腓联合损伤（隐性）可通过保守治疗达到较好的效果，治疗方法多采用非负重石膏固定6～8周，其后逐渐负重。

目前认为手术治疗的适应证包括：腓骨骨折线在踝关节水平以上4.5 cm，同时伴有三角韧带断裂；不行固定的腓骨近端骨折合并下胫腓联合损伤；术中在固定内、外踝骨折后，向外牵拉腓骨外移超过4 mm；陈旧性的下胫腓联合分离；保守治疗复位后不稳定，保守治疗失败。固定方法多采用1～2枚直径为3.5～4.5 mm的皮质骨螺钉紧靠下胫腓联合的上方、平行于胫距关节且从后向前倾斜25°～30°进行固定。固定下胫腓联合时踝关节应处于背伸位，可以避免踝穴狭窄而导致关节背伸受限。其目的在于使踝关节在活动中适应下胫腓联合的正常微动。皮质骨螺钉至少穿透3层骨皮质，也有研究认为需穿透4层骨皮质。术后需制动并限制负重，以防内固定松动断裂。术后8～12周应常规取出内固定材料，以免限制踝关节活动或导致螺钉断裂。

（三）外侧副韧带损伤

1. 病因及损伤机制

相对于内侧副韧带而言，外侧副韧带的损伤在临床上更为常见，其原因主要是外踝较内踝位置更低，外侧副韧带较内侧副韧带薄弱且足内翻肌群的肌力较外翻肌群更大。当快速行走或运动时，足若来不及协调位置，容易造成内翻跖屈位着地，足受到内翻应力，从而使得外侧副韧带受到牵拉直至损伤。暴力较大时可引起外侧副韧带完全断裂。临床上将外侧副韧带损伤分为部分损伤和完全断裂。

2. 相关检查和诊断

对于外侧副韧带损伤的诊断主要依靠病史和影像学检查。患者有明确外伤史，查体踝关节外侧明显肿胀、压痛，伴有或不伴有骨折脱位，可考虑外侧副韧带损伤可能。目前，临床上常用三个试验来判断踝关节侧副韧带损伤的范围及踝关节不稳的程度，包括内翻或外翻应力试验、前后位应力试验、关节造影术。影像学检查常拍摄踝关节正位和侧位，必要时可加摄应力位。目前的研究结果认为，正常踝关节内翻位下距骨的倾斜度最大不超过10°，若距骨倾斜度在5°～15°者为距腓前韧带损伤，15°～30°者为距腓前韧带和跟腓韧带损伤，30°以上者表明外侧副韧带复合体完全断裂。对于X线片无法确诊而高度怀疑有外侧副韧带损伤者，可行MRI检查，对于软组织损伤的诊断具有一定的参考价值。

3. 治疗

对于外侧副韧带损伤而言，如为单纯的距腓前韧带损伤，可通过制动来治疗，常用的方法为足外翻、踝背屈位8字绷带加压包扎制动，或辅以石膏固定，2～3周去除固定。对于胫腓前韧带合并跟腓韧带损伤者，可予以手术治疗，主要通过缝合撕裂的韧带末端来达到恢复外侧韧带支撑的目的。韧带正点撕脱者，可将韧带缝合于邻近的腱膜组织上，或在骨上钻孔缝合，也可采用铆钉重建韧带止点。对于外踝远端撕脱骨折者，可采用可吸收缝线经骨折近端钻孔与穿过韧带近骨折片部位缝合固定。若撕脱骨折片较大，可用小螺钉固定，或选择克氏针加张力带钢丝固定。术后常以石膏外固定3～4周。外侧副韧带完全断裂相对少见，常予以手术治疗，其治疗方法与胫腓前韧带和跟腓韧带损伤相似。

（四）内侧副韧带损伤

1. 病因

踝关节内侧副韧带较为坚固，且外翻肌群力量相对不足，故足外翻暴力一般引起外踝骨折，单纯的内侧副韧带损伤较为少见。内侧副韧带损伤多数情况下易合并胫腓下联合韧带损伤或内踝撕脱骨折，有时可伴有下胫腓韧带、骨间膜的损伤，出现下胫腓分离。

2. 相关检查和诊断

有明确受伤病史，临床主要表现为内踝处肿胀、疼痛，伴有内侧副韧带止点压痛。相对于外侧副韧带损伤而言，内侧副韧带损伤无确定的检查方法。影像学检查X线片可见踝穴增宽，距骨体和内踝间隙增大。MRI检查具有一定的参考价值。

3. 治疗

单纯的内侧副韧带损伤可用石膏固定于内翻位置4～6周，然后穿矫正鞋4～6个月。如有证据显示患者在受伤时出现无法复位的移位，可考虑手术探查切除嵌入关节间隙的软组织。合并外踝骨折时可予以手术治疗固定外踝骨折并石膏固定。如有明显的外翻不稳时，可手术探查内侧副韧带，如从韧带止点上撕脱可予以铆钉重建术。

第二节　踝关节切开复位内固定术后康复

（一）第一阶段（术后0～6周）

1. 康复目标

（1）保护手术修复部位，维持踝关节稳定性。

（2）控制术后疼痛与水肿，预防深静脉血栓。

（3）保持未受累关节（髋、膝、足趾）的全范围活动度及肌力。

2. 注意事项

（1）患肢持续抬高（高于心脏水平），每日至少18小时。

（2）佩戴石膏或踝足矫形器（AFO）固定踝关节于中立位，避免主动活动。

（3）若石膏内出现异常疼痛、皮肤破损或异味，需立即就医。

3. 康复干预措施

无痛范围下踝关节被动活动。

（1）踝关节被动屈伸：健侧辅助患侧完成被动屈伸，如图4-1、图4-2所示。

（2）踝关节主动屈伸，如图4-3、图4-4所示。

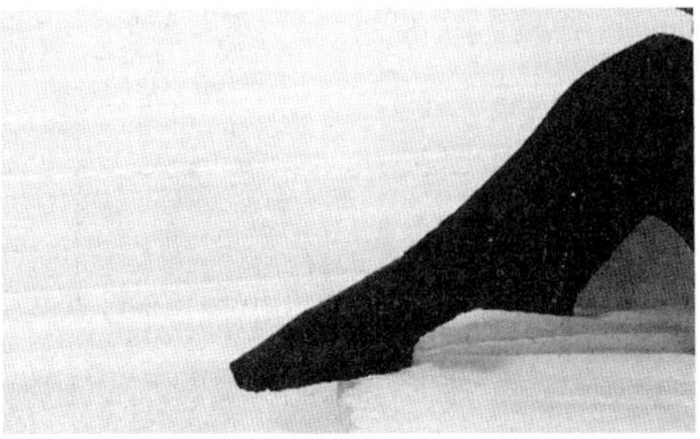

图4-1　踝关节被动背屈

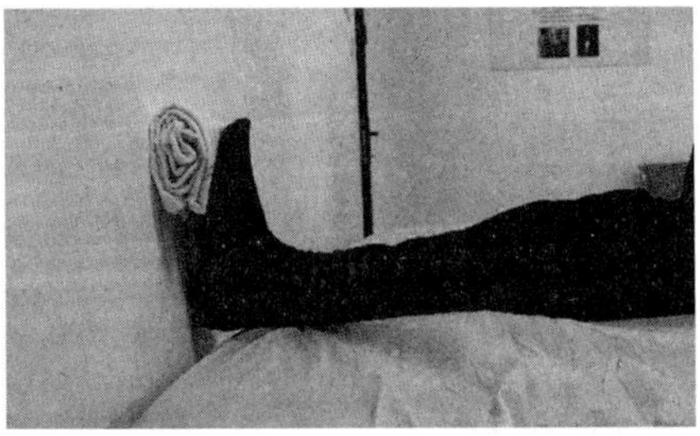

图4-2　踝关节被动跖屈

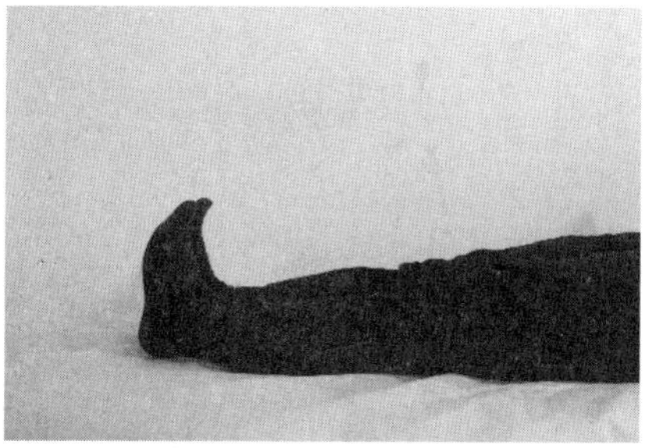

图4-3 踝关节主动背屈

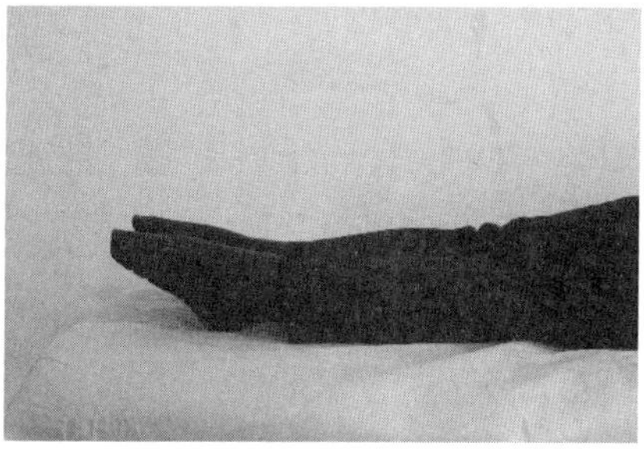

图4-4 踝关节主动跖屈

（二）第二阶段（术后6～8周）

1. 康复目标

（1）减轻疼痛与肿胀，改善踝关节被动活动度（背屈度≥10°，跖屈度≥20°）。

（2）逐步恢复部分负重（负重≤30%体重）。

（3）预防关节粘连及肌肉萎缩。

2. 注意事项

（1）经影像学确认骨痂形成后，方可开始部分负重。

（2）训练后冰敷踝关节15 min，每日2次。

（3）避免抗阻训练及高强度活动。

3. 康复干预措施

（1）被动活动度训练

治疗师辅助踝关节背屈/跖屈（如图4-1、图4-2所示）、内翻/外翻（如图4-5、图4-6所示），每次训练前热敷10 min。

（2）部分负重训练

双拐辅助下部分负重步行（患肢承重≤30%体重）。

（3）无痛范围下踝关节辅助内翻、外翻（如图4-5、图4-6所示）。

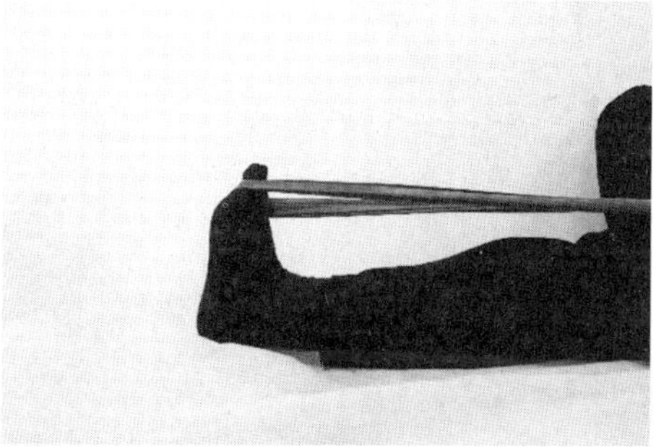

图4-5 踝关节辅助内翻

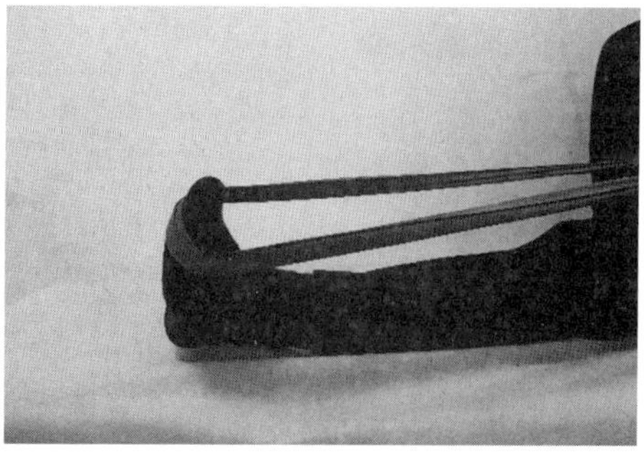

图4-6 踝关节辅助外翻

（4）主动活动度训练

坐位主动背屈/跖屈（如图4-3、图4-4所示）、内翻/外翻（如图4-7、图4-8所示），5～10次/组，3组/日。

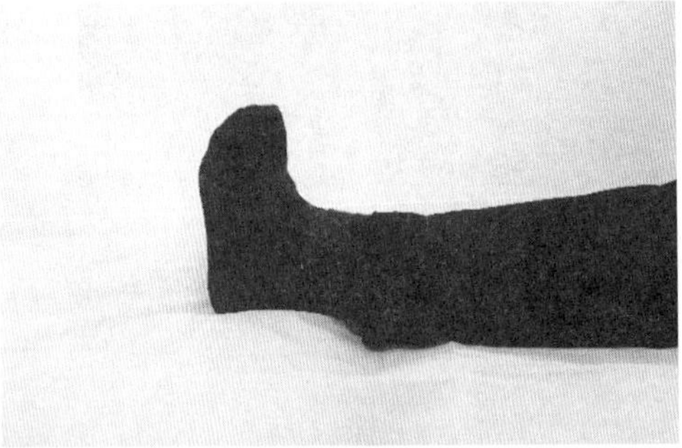

图4-7　踝关节主动内翻

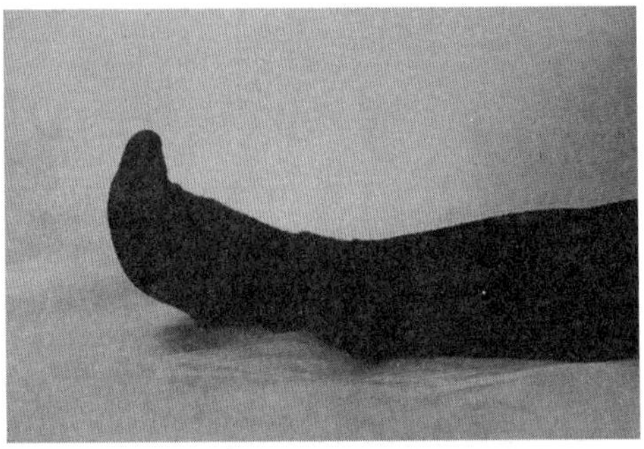

图4-8　踝关节主动外翻

（5）肌力维持训练

坐位提踵（如图4-9所示）、抬趾（如图4-10所示），10次/组，2组/日。

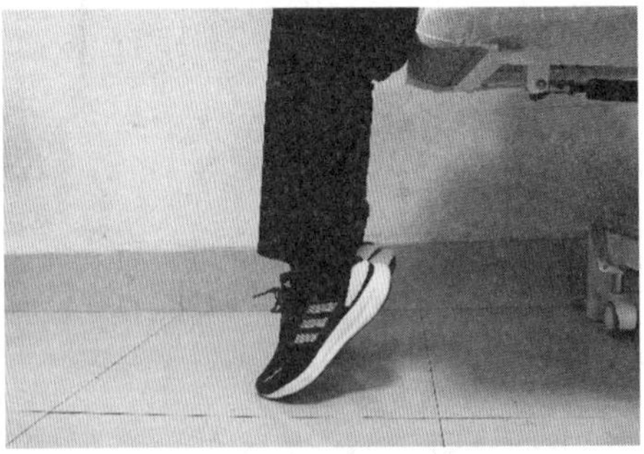

图4-9　坐位提踵

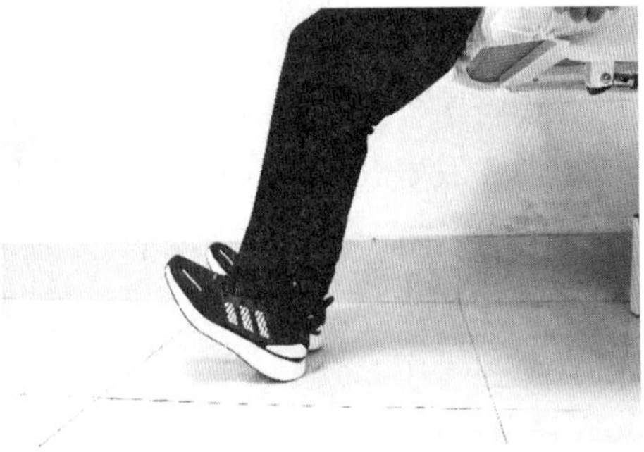

图4-10　坐位抬趾

（三）第三阶段（术后9～12周）

1. 康复目标

（1）恢复踝关节全范围活动度（背屈度≥15°，跖屈度≥30°）。

（2）增强踝周肌的肌力（达健侧80%以上）。

（3）实现无痛全负重行走及平衡功能恢复。

2. 注意事项

（1）完全负重需经影像学确认骨折愈合（骨皮质连续）。

（2）避免跳跃、剧烈扭转或高冲击运动。

3. 康复干预措施

（1）抗阻肌力训练

弹力带抗阻跖屈/背屈（如图4-11、图4-12所示）内翻/外翻（如图4-13、图4-14所示），15次/组，3组/日。

（2）动态稳定性训练

①单腿站立平衡练习（软垫或平衡板），30秒/次，5次/组。

②侧方滑步练习（如图4-15所示），10～15次/组，3组/日。

③ 平地步行过渡至上下台阶训练（台阶高度≤10 cm）。

④站立位提踵（如图4-16所示），15次/组，3组/日。

⑤小腿三头肌拉伸（如图4-17所示），维持30秒/次，3次/组。

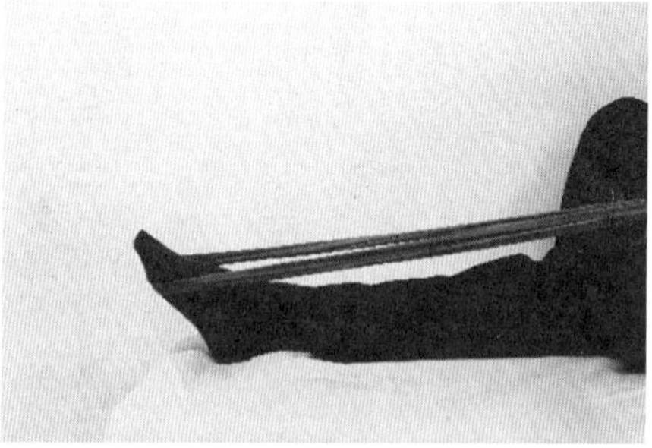

图4-11 踝关节抗阻跖屈

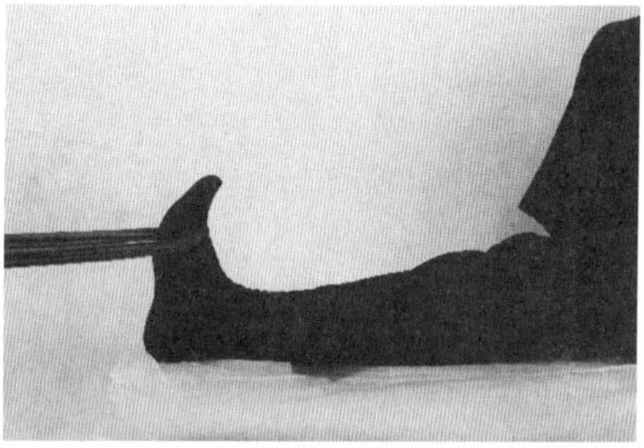

图4-12 踝关节抗阻背屈

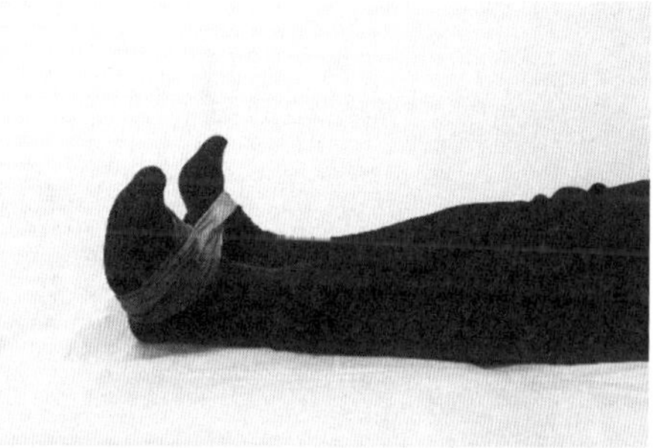

图4-13 耐受范围下踝关节抗阻外翻

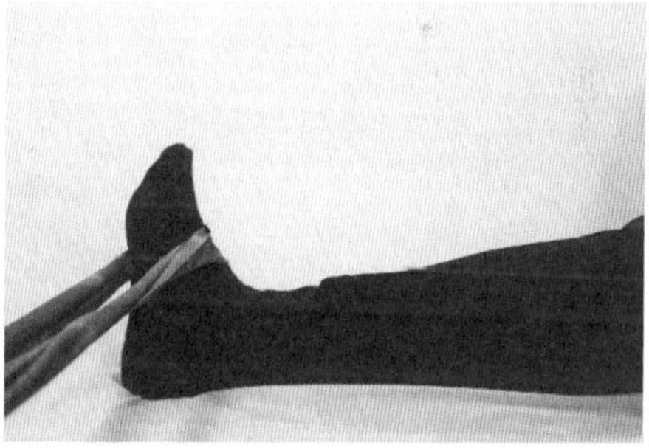

图4-14 耐受范围下踝关节抗阻内翻

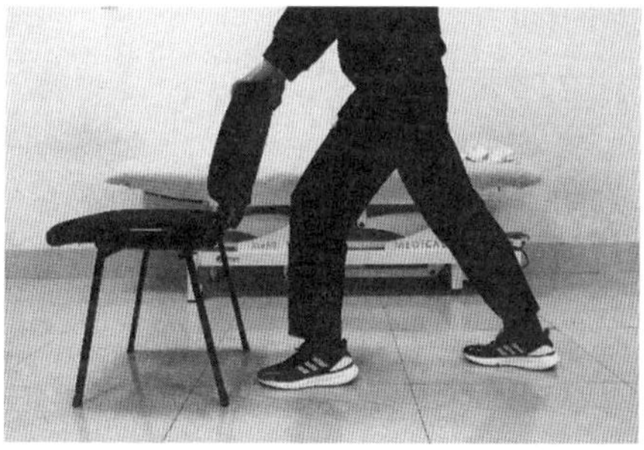

图4-15 侧方滑步练习

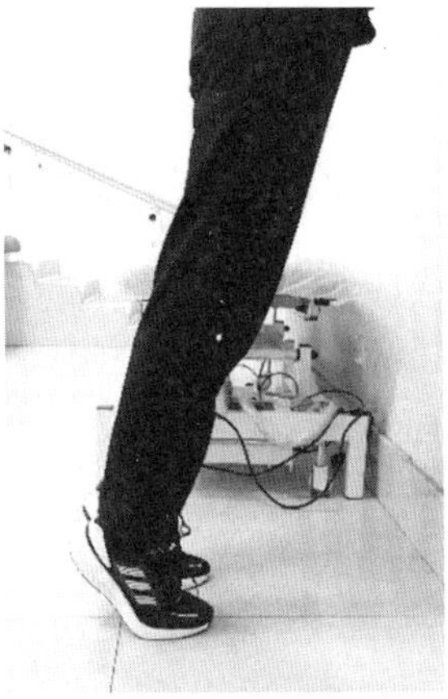

图4-16　站立位提踵

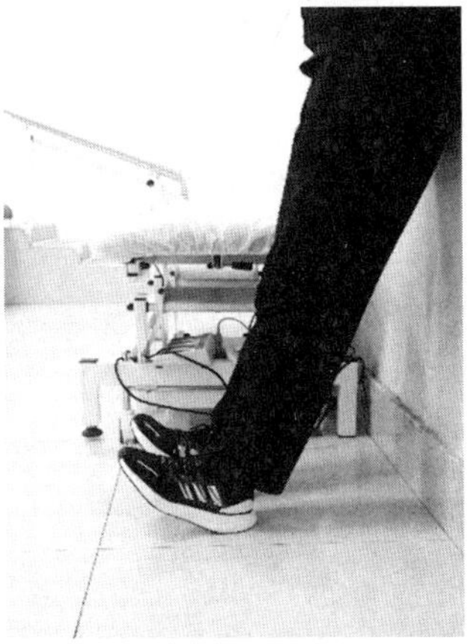

图4-17　小腿三头肌拉伸

第五章　骨质疏松与关节疼痛护理

第一节　骨质疏松症的康复疗法

一、概述

骨质疏松症是一种以骨量减少、骨微结构破坏为特征的全身性骨骼疾病，导致骨脆性增加和骨折风险升高。世界卫生组织（WHO）将其定义为：骨密度（BMD）低于同性别健康年轻人平均值2.5个标准差（T值≤-2.5），或伴有脆性骨折史。

1. 发病机制

（1）骨代谢失衡

成骨细胞活性下降：年龄增长，雌激素缺乏（女性绝经后）导致骨形成减少。

破骨细胞活性增强：炎症因子（如IL-6、TNF-α）、甲状旁腺激素（PTH）升高，促进骨吸收。

钙磷代谢紊乱：维生素D缺乏，肠道钙吸收减少，肾脏钙排泄增加。

（2）激素调控异常

雌激素缺乏（绝经后女性）：抑制骨吸收能力下降。绝经后早期，前臂远端骨密度每年平均减少3%，脊椎和股骨颈骨密度在绝经后3年内平均每年减少2%～3%，绝经早的女性（45岁前）骨密度下降更快，平均每年骨密度减少3%～4%。绝经后女性骨折发生率为未绝经女性的3～4倍，50岁以后骨折发生率骤然上升，身高降低者显著增多，这些表现与雌激素水平下降过程及程度一致。

糖皮质激素过量（药物或库欣综合征）：直接抑制成骨细胞，诱导成骨细胞凋亡。

遗传与表观遗传因素：基因多态性（如VDR、COL1A1基因突变）影响骨密度。

2. 临床分型

（1）原发性骨质疏松症

Ⅰ型（绝经后骨质疏松）：雌激素缺乏导致高转换型骨丢失，多见于绝经后5～10年的女性，以松质骨（脊柱、桡骨远端）骨折为主。

Ⅱ型（老年性骨质疏松）：年龄相关低转换型骨丢失（成骨与破骨均减弱），70岁以上人群多见，易发生髋部及椎体骨折。

（2）继发性骨质疏松症

继发性骨质疏松症由内分泌疾病（甲亢、糖尿病、性腺功能减退）、慢性肾病、胃肠道吸收障碍、药物（糖皮质激素、抗癫痫药）等诱发。

3. 临床表现

（1）无症状期

早期常无特异症状，仅通过骨密度检测发现。

（2）疼痛与畸形

椎体压缩骨折：腰背部疼痛，身高缩短，驼背（驼背畸形）。髋部骨折：髋部剧痛、活动受限，需卧床。

（3）脆性骨折

轻微外力（如跌倒、咳嗽）即可引发骨折，常见部位有脊柱（胸腰椎压缩骨折）、髋部（股骨颈/转子间骨折）、桡骨远端（Colles骨折）。

4. 相关检查

（1）骨密度检测（金标准）

双能X线吸收法（DXA）：测量腰椎、髋部骨密度，计算T值/Z值。

定量CT（QCT）：三维评估骨密度，区分松质骨与皮质骨。

（2）骨代谢标志物

骨形成标志物：血清骨钙素（OC）、碱性磷酸酶（ALP）。

骨吸收标志物：尿NTX、血清CTX。

（3）影像学检查

X线检查：椎体压缩骨折、骨小梁稀疏（骨量丢失＞30%才显影）。

MRI检查：鉴别新鲜或陈旧性椎体骨折。

（4）实验室检查

检查血钙、磷、PTH、维生素D、肝肾功能等，排除继发性病因。

5. 康复治疗

（1）基础治疗

①钙剂与维生素D。钙摄入量：1000～1200 mg/天（饮食+补充剂）。维生素D_3：800～2000 IU/天，维持血25羟基维生素D≥30 ng/mL。

②生活方式干预。负重运动（如步行、抗阻训练）、戒烟限酒、防跌倒。

（2）抗骨质疏松药物

①抑制骨吸收药物。双膦酸盐（阿仑膦酸钠、唑来膦酸）：一线用药，抑制破骨

细胞活性。地诺单抗（Denosumab）：RANKL抑制剂，每6月皮下注射一次。

② 选择性雌激素受体调节剂（SERMs，如雷洛昔芬）。适用于绝经后女性。

③ 促进骨形成药物。特立帕肽（Teriparatide）：重组人PTH 1-34，每日皮下注射，疗程≤2年。

④Romosozumab。抗硬化素单抗，双重机制（促进骨形成+抑制骨吸收）。

⑤其他。降钙素（短期镇痛）、活性维生素D（如骨化三醇）。

（3）骨折后管理

急性期：镇痛（NSAIDs或降钙素），行椎体成形术（PVP/PKP）。

康复期：早期活动、物理治疗（平衡训练、核心肌群强化）。

二、运动疗法

（一）运动疗法的基本方式

1. 主动运动

主动运动指由患者主动参与或肌肉积极主动收缩的运动锻炼。这是运动疗法的主导方式，是康复治疗的基础内容。主动运动方式主要包括以下几种。

（1）力量训练

力量训练是以增强肌肉绝对收缩力量为主要目标的运动锻炼方法，适用于各种肌肉减退者改善肌肉功能，也可用于各种因为制动所导致的肌肉失健的防治。力量训练可以采用开链运动或闭链运动。力量训练可以采用动态的动作，即动力性运动，也可以采用静态的动作，即静力性运动。在肌肉力量不足以产生显著运动时，也可以采用施加辅助力量的方式进行助力运动。骨质疏松患者采用此运动疗法，应注意力量负荷的选择，避免运动伤害的发生。推荐骨质疏松患者进行以较轻承重为主的综合运动方案，可增强附着骨骼上的肌肉群。患者做变换坐、起的动作，可影响骨表面曲度所施加的负荷，它与骨的重建有关。力量训练能刺激成骨细胞活性，增强骨质疏松骨骼承受应激的能力。当然这些运动要根据个体的潜在能力，从最小负荷开始并逐渐增加，以使患者有足够的时间来适应。背肌肌力训练有助于支持脊柱和防止脊柱椎体楔形改变，从而预防和矫正骨质疏松患者脊柱后凸畸形和减轻疼痛的症状。

（2）肌肉耐力训练

耐力分为肌肉耐力和全身耐力两类。肌肉耐力是指肌肉重复收缩（重复次数）或持续收缩（持续时间）的总运动负荷。肌肉耐力训练指以小重量、多次重复为主要特征，以提高肌肉持续运动能力为目标的肌肉锻炼方法。肌肉耐力训练是骨质疏松患者常用的运动疗法方式。

（3）全身耐力训练

全身耐力是指全身运动的总运动负荷。全身耐力与心肺功能密切相关。由于进行此类锻炼时的能量来源以有氧代谢供应为主，同时锻炼的目标是提高有氧运动能力，因此又称为“有氧训练”。有氧训练的特征是大肌肉群节律性和动力性运动、采用中等或较小强度、持续较长时间（15～40 min），作为运动疗法的基本方式，广泛应用于骨质疏松患者以提高其整体机能。

（4）平衡运动训练

平衡运动训练是指促进身体平衡功能的运动锻炼，包括薄弱肌肉的专项训练、薄弱肢体的闭链运动训练、躯体控制力练习、平衡器官训练、步行训练。骨质疏松患者使用此运动疗法方式主要是为达到防摔倒的目的，从而有效预防骨折的发生。

（5）协调运动训练

协调运动训练是指促进身体协调能力的运动锻炼，包括上下肢协调、左右侧协调、速度协调、位相协调，例如肢体协调性活动训练、步态训练等，骨质疏松患者一般将协调运动训练和平衡运动训练配合使用，以达到更好的防摔倒目的。平衡和灵活性训练是预防跌倒的重要运动方式，如体操、舞蹈、太极拳等。对于骨密度明显降低且肌肉无力和有平衡障碍的患者，运动训练可加强协调和平衡能力，使其骨密度升高和肌力增强，可预防跌倒。

2. 被动运动

被动运动是指由他人或器械对患者的肢体施加动力，引起关节活动、肌肉和肌腱牵张、韧带和关节囊牵张等，广义上也包括各种手法治疗。被动运动适用于患者不能主动活动时保持关节活动，维持肢体活动范围；牵伸肌肉、肌腱和韧带，以防治挛缩；保持或改善肢体血液循环，促进静脉回流等。骨质疏松患者在采用此运动疗法时应注意施力强度、方向及范围，避免造成骨折。

（1）关节活动训练

关节活动训练是指针对关节活动范围的维持或恢复的运动训练，用于各种关节功能障碍的防治。

（2）手法治疗

手法治疗泛指各种治疗者给患者施加外力的治疗，例如推拿、按摩、关节松动手法等。用于肌肉和软组织非特异性炎症或代谢障碍、骨关节疾病等。

（3）牵引

牵引是指通过外力或重力，对患者的躯体施加两个相反方向力，以造成关节间隙增大，组织放松的结果。例如颈椎牵引、腰椎牵引和关节功能牵引等。

（4）牵张

牵张是指对肌肉和韧带进行的牵伸性活动。一方面可用于提高肌肉收缩效率，另一方面可用于防治肌肉和肌腱的挛缩。

（5）压力

压力是指对躯体施加压力的治疗方法。压力治疗有两个相反的方向。一是可以对肢体施加正压，缓慢的深压力可用于缓解痉挛；轻浅或快速的压力可引起神经肌肉兴奋，重力或牵拉力则可促进骨质代谢以防治骨质疏松。肢体压力也用于治疗静脉曲张、防治皮肤瘢痕等。二是可以施加负压，以造成肢体血管扩张、改善组织代谢等。

3. 神经–肌肉促进技术

神经–肌肉促进技术是指以姿势反射、神经反射、各种感受器、中枢神经重塑等生理活动为基础，促进瘫痪肌肉功能恢复的锻炼方法。通常以创立者的姓名命名，包括Bobath技术，Brunnstrom技术，Rood技术和Knott-Voss技术（又称为“本体促进技术”或“PNF技术”）。近年来开展的神经运动再学习也属于此类。骨质疏松患者常采用此运动疗法来增强肌肉功能，通过肌肉效应达到减少骨量丢失、防治骨质疏松的效果。

4. 综合运动

综合运动是指全身多部位、多肌群的活动，例如闭链运动、上下肢联合运动、划船器运动等。综合运动具有全身性调节作用，是骨质疏松患者常用的运动疗法方式。防治骨质疏松症的运动疗法要选择主要针对骨健康的运动方式，同时应充分考虑到骨质疏松症的患者多为老年人，所以运动疗法一定要适应老年人的生理变化。进入老年阶段，人体在生理生化、组织形态等方面会出现退行性变化，表现为人体各脏器功能的贮备能力减少，抵抗力降低，体力下降，适应能力减弱，并有较大的个体差异。综合运动有助于提高患者整个身体机能，达到有效防治疾病的目的。

（1）医疗体操

医疗体操是指有针对性的体操活动，包括中国传统形式的拳、功、操，对骨关节、韧带、肌肉、心肺功能等具有积极的作用。医疗体操由于具有较好的安全性、针对性、有效性及可行性被广泛应用于骨质疏松防治。

（2）水中运动

水中运动是指利用水的浮力，使患者可以在身体负重降低的情况下，进行在陆地上无法完成的肢体活动训练和平衡训练，例如水中步行、医疗体操，也可用水的阻力进行肌力训练。水温较高时有利于缓解肌肉痉挛。常用于骨质疏松并发严重骨关节疾病患者。

（3）放松运动

放松运动包括两种基本类型：一种是采用静默、冥想、生物反馈训练等方式，逐步使靶肌肉放松；另一种是先让靶肌肉进行过强收缩，然后通过负反馈机制形成放松。用于情绪紧张、肌肉兴奋性过高或痉挛等患者。骨质疏松患者可以用此运动疗法来缓解疼痛症状。

（4）娱乐运动

娱乐运动是指有医疗针对性的球类运动等各种娱乐性活动。最常见的包括乒乓球、羽毛球、门球等，但不包括激烈对抗竞争的运动。娱乐性活动具有较高的娱乐性，便于骨质疏松患者将此法作为辅助运动疗法。

（5）特定运动

特定运动包括转移、步态、起居活动等。特定运动适合严重骨质疏松患者，运动时应加强运动医务监督。

（三）具体运动治疗方式

1. 一般运动治疗方式

（1）耐力训练

①步行训练。

步行是一种简单而实用的运动项目，日本的佐藤哲认为步行能有效维持脊柱及四肢的骨盐含量，每日步行少于5 000步则骨量下降，多于10 000步骨量增加不明显，而两者之间成明显的相关性。建议骨质疏松症患者每日步行5 000～10 000步为宜（2～3 km）。

②慢跑。

慢跑是一项非常有益于骨质疏松症的运动。慢跑能对骨骼产生有效应力刺激，增加或维持骨成分，防止骨量过多丢失，同时增加肌肉力量，可间接刺激骨骼，同时能较好地防止骨质疏松引起的骨折。慢跑速度以100～120 m/min为宜，每次慢跑时间20 min左右，每日跑步量控制在2 000～5 000 m。

③骑自行车。

骑自行车是一种眼、手、身、腿并用的全身性运动，对于维持、提高骨密度及增强身体平衡能力都有一定好处，能有效防止骨质疏松、减少跌倒概率。骑车运动应采用以15 km/h左右的速度，每次锻炼30 min左右为宜。

④游泳。

虽然水的浮力作用减少了对骨的外加压力，对提高骨密度的效果并不明显，但游泳可有效增进心肺功能，提高机体调节体温的能力，增强肌肉，灵活关节，对维持骨健康也有一定功效。游泳姿势不限制，每次时间不宜过长，速度不宜过快，一般每日锻炼1次，游程以不超过500 m为宜。

另外，跳舞、登山、扭秧歌、爬楼梯等，对老年人来说也是较好的运动。

（2）肌力训练

①握力训练。

每日坚持握力训练30 min以上，能防治桡骨远端、肱骨近端骨质疏松，适用于中老年骨质疏松症患者。

②俯卧撑运动。

每日1次，尽量多做，每次所做次数不得少于前一次。该运动能防治股骨近端、肱骨近端、桡骨远端的骨质疏松，适合中青年患者。

③背包疗法。

这是一种背负背包而行走的运动疗法，以两肩的带子和背包底部的三点为支撑，能够使弯曲的背部矫正过来，减轻腰背疼痛，有效维持骨量。背包重量应根据体力的情况，一般从1 kg开始，逐渐增加重量，每次步行30 min，每周最少2次。要求行走时尽量注意放松伸展膝盖，脚后跟着地。

④伸展或等长运动。

该运动的最大作用是增加肌力和耐力，从而使相关部位的应力负荷增加，血液循环改善，骨密度增加。常用的方法有上肢外展等长收缩，每日1～2次，用于防治肱桡骨骨质疏松。下肢的等长收缩，每日1次，用于防治股骨近端的骨质疏松。躯干伸肌过伸等长运动训练，可在站位或卧位下进行躯干伸肌群、臀大肌与腰部伸肌群的肌力增强运动，每周3次，每次10～30 min，主要防治脊柱骨质疏松。对重度骨质疏松症患者，为避免引起疼痛，可进行坐位训练。同时，要少做屈曲和等张运动，特别是对脊柱骨质疏松性骨折的患者更为重要。

（3）日常静力性体位训练

由于重力（引力）和耐力的双重原因，会加重坐、立、卧等姿势不正确时的骨质疏松症的症状，因此要对骨质疏松症患者进行日常生活的静力性体位的训练，增加腹压，吸气时扩胸伸背，接着收颏和向前压肩，或背靠椅坐直；卧位时应平仰，低枕，尽量使背部伸直，坚持睡硬板床。运动的持续时间、频度、强度等要因人而异，一般以能够耐受、不出现疲劳为准。

（4）医疗体操

goodman练习法：这套动作分仰卧位和立坐位两部分。仰卧位每日做2次，每次各动作完成5～10次。立坐位训练每日做数次。具体方法如下。

①仰卧位。

第一节：患者取仰卧位，上肢上举，置于头部两侧，尽力将上肢向上，下肢向下做伸展动作，同时腹部回收，背肌用力伸展。

第二节：双下肢屈曲，背肌伸展，一侧上肢摆动至与躯干呈垂直的位置然后向床面方向用力按压。

第三节：双手抱膝，背肌伸展，双腿靠近胸部。

第四节：仰卧位，双下肢屈曲，肩关节外展90°，肘关节屈曲90°，用上臂向床面用力按压。

第五节：仰卧位，背肌伸展，做一侧膝关节的屈伸动作。

第六节：仰卧位，背肌、腹肌、大腿肌肉收缩，背肌伸展。两手、两膝用力向床面按压。

②立坐位。

第一节：患者背部靠墙呈立位，上肢上举，尽力做背伸动作。

第二节：面对墙呈立位，双脚前后略分开。双侧上肢平举与肩同高，背肌伸展，上肢用力推墙。

第三节：双手扶木椅靠背，上身保持正直，背肌伸展，完成膝关节轻度屈曲动作。

第四节：维持上身垂直的坐位姿势。

（5）传统功法

作为一项医疗保健运动，传统功法一直受到广大群众的青睐，如太极拳、易筋经、八段锦、五禽戏等。其中，太极拳和易筋经流传较广，下面对此做简单介绍。

①太极拳。

定义：太极拳以“太极”为名，以我国古代《易经》哲理为指导思想，即以“太极”哲理为依据，以太极图形组编动作的一种拳法。

功用：太极拳有养神、益气、固肾、健脾、通经脉、行气血、利关节的效用，可治疗神经、循环、呼吸、消化系统及关节、肢体等多种疾病，对年老体弱患者的康复，尤其适宜。

要领：A. 神静。排除思想杂念，使头脑静下来，全神贯注，用意念指导动作，神静则血气流通。B. 含胸拔背，气沉丹田。含胸，即胸略内含而挺直；拔背，即指脊背的伸展，能含胸则自能拔背，使气沉于丹田。C. 体松。身体宜放松，不得紧张，故上要沉肩坠肘，下要松腰松胯。肩松下垂即是沉肩，肘松下坠即是坠肘；腰胯要松，不宜僵直板滞，以使气血周流。D. 全身协调，浑然一体。太极拳要求根在于脚，发于腿，主宰于腰，形于手指。只有手、足、腰协调一致，浑然一体，方可上下相随，流畅自然。外动于形，内动于气，神为主帅，身为躯使，内外相合，则能达到意到、形到、气到的效果。E. 以腰为轴。太极拳中，腰是各种动作的中轴，宜始终保持中立直立，虚实变化皆由腰转动，故腰宜松，宜正直。腰松则两腿有力，正直则重心稳固。F. 连续自如。太极拳动作要轻柔自然，连绵不断，不得用僵硬的拙劲，用意不用力。动作连续，则气流通畅；轻柔自然，则意气相合，百脉周流。G. 呼吸均匀。太极拳要求意、气、形的统一协调。一般来说，吸气时，动作为合，呼气时，动作为开。呼吸均匀，气沉丹田，则无血脉逆胀之弊。

常见太极拳有陈氏、杨氏两种，国家体委编排的简化太极拳二十四式就很适合老年人练习。

②易筋经。

定义：易筋经是一种动则全身用力，静则全身放松，配合呼吸的动静结合、松紧结合的锻炼方法。

功用：对于年老体弱者来讲，练此功可以防止老年性肌萎缩，促进血液循环，调整全身的营养和吸收，对慢性疾病的恢复及延缓衰老都很有益处。

要领：A. 以意领气，意守丹田。B. 做到松静、自然、舒适。C. 锻炼应循序渐进，持之以恒。D. 练功的时间、次数、姿势的选择及动作的强度等要因人、因时、因地而异，一般以练功后微出汗为宜。E. 衣服要宽松适度，以免妨碍锻炼或出汗后着凉。

2. 分组运动治疗方式

（1）第1组运动疗法

①坐位的背肌伸展运动。

屈肘双手托于后头，缓缓两臂外展；逐渐增加持续时间；缓缓恢复原位；双臂屈肘平放胸前，两肩缓缓后伸，逐渐增加持续时间，然后缓缓恢复原位。重复15次。

②俯卧位的肌力练习。

双膝跪地，两臂向前撑地，尽力后伸背练腰肌；右膝跪地，两臂撑地使上体伸平，左腿向后上方抬举，练背肌、腰肌，左右交换重复练习；腹下垫枕仰卧，四肢后伸；头、前胸和双脚向上翘，逐渐增加持续时间，练背肌，然后缓缓恢复原位。

③俯卧位的腹肌伸展运动。

俯卧位上身挺直下肢伸直；双脚缓缓上抬，逐渐增加持续时间，然后缓缓恢复原位；仰卧半屈膝；颈、胸缓缓上翘，逐渐增加持续时间，然后缓缓恢复原位；仰卧屈膝抬腿，逐渐增加持续时间，然后缓缓恢复原位。

④负重和下肢肌力练习。

低强度的有氧运动，如快走、慢跑、压腿运动等。每次20～30 min，每周3～5次。

⑤平衡训练和转移技术。

无支持的站立平衡，单腿站立30 s和共济失调的矫正法。

⑥姿势矫正。

自我矫正，如背部伸展运动、手法牵伸软组织等。

⑦疼痛处理。

适度伸展练习、放松练习，药物、理疗。

⑧适当举重训练。

重物要靠近身体，避免脊柱屈曲。

（2）第2组运动疗法

①背部伸肌肌力练习。

开始时坐在椅子上，逐渐到俯卧位，在物理治疗师指导下，缓慢进行背肌肌力练习，每周3～5次。

②腹肌等长肌力练习。

仰卧位，单膝跪地，另一腿伸展，举起伸直腿10 cm维持10 s，重复15次。坐或站位收缩腹部和骨盆的肌肉。

③上肢肌力运动。

使用黄色治疗带。

④负重和下肢肌力练习。

每周步行3～5次，每次15～20 min。股四头肌的等长肌力练习。

⑤平衡训练和转移技术。

使用髋关节保护器进行适当的转移活动，采用适当的辅助器进行步态训练。

⑥姿势矫正。

活动时使用护具，进行第1组所述的姿势矫正活动。

⑦疼痛处理。

活动时使用护具，适度伸展练习、放松练习。同时使用理疗和药物。

（3）第3组运动疗法

①背部伸肌肌力练习。

缓慢进行背部肌力练习，同第2组。

②腹肌等长肌力练习。

仰卧位、坐或站立收缩腹部和骨盆肌肉，维持30 s，重复15次。在条件允许的情况下仰卧做臀部倾斜运动。

③上肢肌力练习。

在物理治疗师协助下进行，逐渐过渡到使用轻阻力的黄色治疗带进行上肢肌力练习。

④负重和下肢肌力练习。

逐渐增加步行的距离和速度，每次10～15 min，或间歇步行，每周3～5次。股四头肌的等长肌力练习和踝关节稳定性训练以防止步态不稳和姿势性低血压。

⑤平衡训练和转移技术。

使用辅助器开展步态训练，在器械协助下完成平衡单腿站立15 s。在治疗师监护下进行转移活动（包含从床上转移到椅子、厕所、浴室等）。

三、营养疗法

全面、适量和均衡的营养摄入，是营养疗法的关键，营养缺乏或者过量摄入营养都是有害的。

（一）营养因素与骨质疏松症的关系

1. 钙

钙是使骨组织矿化的主要元素，对骨骼和牙齿的正常生长和发育必不可少，最佳钙摄入量是指：使成人骨量峰值达到最大值，维持成人骨量峰值，或骨峰值期后，使骨量丢失达到最低限度所必需的摄钙量。

儿童和青少年时期，若钙摄入量不足，骨骼就不能正常生长发育。到20岁以后，虽然骨的生长已经完成，但并未达到最大骨密度，直到30～35岁骨密度才达到峰值，在这一阶段仍需保持钙的正平衡状态，即每日摄入的钙量要超过由各种途径从人体排出的钙量。峰值骨密度与老年性骨质疏松症的发生关系密切，峰值高者可推迟骨质疏松症的发生。因高龄者有负钙平衡倾向，骨质疏松症发生率高，应设法使饮食中的钙成为易于吸收的形态，并增加其稳定性。

根据FAO/WHO专家委员会建议，我国建议的每日钙、磷的需要量（RDA）见表5-1所列。

表5-1 钙的日需求量推荐表

组别	每日钙的需要量/mg
1～3个月婴儿	235～300
较大婴儿	600
3～10岁儿童	800～1 000
青春发育期	1 000～1 200
怀孕期	1200～1 500
哺乳期	1 000～2 000
成人(男、女)	400～500
绝经期妇女	1 200～1 500
老年人	1 000～1 200

目前，钙的推荐摄入量如下：出生至6个月的婴儿为400 mg/日，6～12个月的婴儿为600 mg/日。6～10岁儿童的推荐钙摄入量为800 mg/日，若超过800 mg/日，会导致骨堆积速率过快。预防新生儿缺钙首先是提倡母乳喂养，乳母要注意补足钙。虽然每升母乳中含钙量仅有340 mg，比每升牛乳含钙量（1 250 mg）低得多，但是母乳中钙磷的比例为2∶1，易被婴儿吸收。哺乳期母亲补足钙，母乳量充足，就可以满足婴儿对钙的需求，无须额外补钙。断奶后，饮食中的钙往往难以满足需求，因此应在断奶后适量给孩子补充钙剂，一般300 mg/日钙量即可。

孕妇和乳母是相对特殊的人群。妇女在妊娠及哺乳期间，要通过胎盘及乳汁供给胎儿及婴儿生长发育所需要的各种营养素。如果母亲膳食中钙摄入不足，将会大量动用母体组织中的钙，这样不但会影响母体健康，也不利于胎儿及婴幼儿骨组织及牙齿的发育。营养学会推荐孕妇及乳母每日钙供给量如下：妊娠1～3个月800 mg，4～6个月1 000 mg，7～9个月及哺乳期1 500 mg。孕妇钙摄入量在400～700 mg，达到供给量的50%左右。因此，孕妇及乳母一定要注意加强营养，多吃一些富含钙的食品。

围绝经期及绝经早期妇女，卵巢功能逐渐减退，体内雌激素水平下降，雌激素缺乏是此阶段骨丢失最主要的原因。在此阶段钙对于缓解骨丢失的作用不如对绝经后妇女（绝经后约10年，雌激素缺乏已不再起主要作用）那样明显，但此时期补充足量的钙，仍是保证达到最佳钙吸收的关键环节。

步入老年阶段，每日饮食量及体力活动都逐渐减少，膳食来源的钙很难达到营养供给量标准，并且胃肠道吸收能力也下降，这些因素都会加剧骨丢失，增加骨质疏松的危险性。因此老年人更应从多方面注意保健，根据个人的实际情况适当补充一些钙。

一旦怀疑自己缺钙，可通过自觉症状、生化检查和影像学检查及骨密度测量来确定，有条件的可到医院检查是否缺钙和缺钙的程度。自觉症状包括儿童生长发育情况，有无各种畸形，成年人有无骨骼疼痛、骨折等。生化检查包括血钙、磷水平，尿钙、磷的排泄量。骨形成指标如血清碱性磷酸酶、骨钙素、尿羟脯氨酸。骨吸收指标如尿羟脯氨酸、羟赖氨酸、吡啶诺林及血清酸性磷酸酶。影像学检查包括X线平片检查、X线体层摄影、放大摄影、干板摄影等。骨矿测定可采用X线平片测量、X线吸收法、单光子和单能X线吸收测量方法等。当确诊缺钙时，最好能在医生或专业人士的指导下调整膳食结构，及时进行补钙。

人体的钙受降钙素、甲状旁腺激素与活性维生素D三大钙调激素调节的恒定生物控制系统控制，钙的水平又取决于骨钙的含量、肠道的吸收与肾小管再吸收能力3个主要环节。影响膳食钙吸收的因素如下。

（1）人体对钙的吸收与膳食钙的含量高低呈正比。人体对膳食钙的吸收有一个阈值，膳食钙摄入量的增加，吸收率相对下降，当限制膳食钙量，钙的吸收加速，比摄入钙充裕的膳食对钙吸收要高得多。

（2）当机体生长、发育或孕妇等特别需要钙的时候，机体对膳食中的钙吸收加快。

（3）维生素D及活性代谢产物可促使肠钙吸收，还可增加肠钙结合蛋白的形成。

（4）足量的乳糖可促使人体贮备较多的膳食钙，但老年人摄入乳糖不易消化吸收，容易引起腹胀、腹泻。

（5）某些氨基酸如赖氨酸、色氨酸、精氨酸等能明显增加钙的吸收，尤以赖氨酸最为明显。

（6）有些抗生素如青霉素、新霉素等能增加钙的吸收。

（7）老年人由于饮食减少，胃肠功能减弱，户外活动减少，导致肠钙吸收能力下降；绝经后妇女雌激素水平低下，可干扰肠钙的吸收、利用。

（8）碱性药物或含碱量多的食品可使钙的吸收降低。

（9）膳食中的植酸、草酸可与钙结合形成不溶性盐，使钙吸收受到干扰。大量摄入磷酸盐或食物纤维，可与钙结合形成不溶性物质，干扰钙吸收。

2. 磷

磷是骨质无机盐成分中次于钙的第二大元素，它通过膳食摄入，沉积于骨中，因此膳食中磷的摄入与骨量密切相关。根据不同年龄、不同生理情况，每日磷的需要量见表5-2所列。

表5-2　不同人群的每日磷需要量

人群	每日磷的需要量
未成熟早产儿	60～90 mg/kg体重，平均1 000～1 400 mg
孕期及哺乳期女性	1500～2 000 mg
成人	1 300 mg

磷广泛存在于各类动植物食品中，当膳食中热能与蛋白质供给充足时，一般不会缺乏。但是，某些因素可通过减少肠中磷的吸收而导致机体磷的缺乏，如长期大量摄入氢氧化铝、碳酸钙、钙、镁、铁等。缺磷可导致钙的负平衡及骨质疏松等现象。在临床上，缺磷引起的钙、磷代谢紊乱远没有高磷引起的多。动物实验结果表明，饲料含磷过高会促使甲状旁腺激素生成，引起骨丢失。但对人体的研究表明，成年人比成年动物对高磷膳食有更大的耐受力。高磷膳食对老年人的影响尚不清楚。而老年人血中甲状旁腺激素已有不同程度的升高，故不能排除高甲状旁腺激素分泌造成骨丢失的可能。由此看来，高磷和低磷对骨的合成和矿化都是不利的。钙的供给量应与磷保持一定的比例，营养学家普遍认为，钙、磷比值为2∶1～1∶2均能令人满意，但婴儿期的钙、磷比值以1.5∶1为宜，1岁幼儿的钙、磷比值以1∶1为宜，以后均维持在1∶1为宜。实验证明，钙、磷比值低于1∶2时，钙从骨骼中溶解和脱出增加，严重时可导致骨质疏松症。

3. 维生素D

维生素D是一种脂溶性维生素，具有调节钙磷代谢、促进骨矿化的作用。维生素D有多种形式。维生素D需在肝脏羟化修饰成25-$(OH)_2D_3$，再在肾脏继续羟化为1,25-$(OH)_2D_3$才具有生理活性。1,25-$(OH)_2D_3$由肾脏分泌到靶器官（如小肠、骨、牙）发挥生理功能，所以不少专家将其视同内分泌激素。1,25-$(OH)_2D_3$除具有促进小肠吸收钙作用外，还具有与甲状旁腺激素协同促进破骨细胞生成的作用。它与甲状旁腺激素不同，不抑制破骨细胞转化为成骨细胞，因此具有溶骨和成骨双向调节功能和骨结构改建功能。这样，既有利于维持正常血钙水平和骨骼正常生长发育，又能防止钙化和骨的不正常增生。但过量维生素D会使机体出现中毒现象，有头痛、乏力、食欲缺乏、皮肤瘙痒、恶心、呕吐、腹泻、多尿等症状，严重的可出现肾功能障碍、肾钙化、肾结石及骨关节异常钙化等。

维生素D一方面可以由皮肤中的7-脱羟胆固醇经日照转变而成，另一方面可从膳食中获得。机体在充分日照的情况下，若无明显的肝肾疾患，自身合成的维生素D就可以满足需要。但在部分地区，由于日照量及穿衣习惯等因素的影响，就必须从食物中摄取，若摄取仍不能满足需要，就会影响血中钙、磷浓度，使成骨过程减少，破骨过程增加。当钙、磷摄入充足时，普通人每日摄入维生素D 100 IU即可，婴幼儿、青少年、孕妇及乳母每日应摄入300～400 IU（7.5～10 μg）。

我国营养学会推荐不同人群维生素D的供给量标准如下：0～15岁为10 μg，16～59岁为5 μg，老年人（>60岁）、孕期及哺乳期女性为10 μg。

维生素D广泛存在于动物体内，富含维生素D的食品有乳制品、海鱼、蛋类等。

4. 蛋白质

骨基质主要由胶原蛋白构成，作为合成骨基质的蛋白质和氨基酸，在营养学方面极为重要。在摄入蛋白质及钙多的地区，骨质疏松的人数也相应减少。

蛋白质不足是导致儿童营养不良、出现骨骼生长延迟和骨量减少的重要病理学因素。但蛋白质的摄入量也不是越多越好。高蛋白的摄入可导致肾脏对钙的重吸收功能异常，使尿钙排泄增加。膳食中蛋白质含量增加1倍，则尿中钙排出量增加50%，主要是因为过量的蛋白质在体内代谢中产生大量的酸性物质——含硫氨基酸——从尿中排出，钙在酸性环境中增加了可溶性，这些酸性代谢产物从尿液中排出的同时，也带走了大量的钙，从而导致体内钙的丢失。高蛋白质摄入量也是骨质疏松症的危险因素之一，故不能一味追求高蛋白质饮食而使蛋白质摄入过多，造成骨的代谢障碍。

蛋白质含量较高的食品有肉、禽、蛋。我国营养学会推荐的成人每日膳食蛋白质的供给量（按能量计算）占总热量的15%，推荐摄入量如下：成年男性每日蛋白质供给量为56 g，女性为45 g，亦即每日每千克体重1.0～1.5 g，超过此量2倍为摄入过多。儿童及青少年由于身体处于生长发育阶段，对蛋白质的需要量相对较高，每日摄入量为2～3 g/kg。

5. 其他与骨质疏松相关的营养元素

（1）维生素K

肾脏存在着依赖维生素K的羟化系统，维生素K能促进骨组织中的成骨细胞合成骨钙素，参与钙代谢的调节，在骨的生长、发育过程中发挥钙化作用，促进骨基质的成熟。维生素K缺乏会导致依赖于维生素K羟化系统功能紊乱引起的骨钙素合成障碍，从而导致骨的某些疾病。维生素K在骨质疏松的防治中有不可代替的作用。维生素K缺乏会诱发高尿钙，补充维生素K能减缓雌激素缺乏引起的快速骨丢失，从而增加骨密度。维生素K广泛存在于绿色植物中，如菠菜、白菜、蕃茄及动物肝脏中，也可以在肠道内由细菌合成，一般人群不易发生维生素K缺乏，但肠切除、长期服用抗生素、长期服用抗凝血药的个体及老年人是维生素K缺乏的高危人群，应注意维生素K的摄入与补充。

（2）维生素A

维生素A在骨代谢过程中，对成骨细胞与破骨细胞的活性具有双向调节与平衡作用，维持骨形成与骨吸收的动态平衡。当维生素A严重缺乏时，这种平衡的格局被破坏，成骨细胞的活性减弱。当维生素A超量时，可破坏性腺组织，使性激素水平降低，导致破骨细胞的活性增强，骨小梁面积减少，关节软骨层变薄，影响骨骼的生长、发育。维生素A的前身为胡萝卜素，广泛存在于多种植物中，如蔬菜、瓜果等。动物能将胡萝卜素在体内转化为维生素A，吸收、贮藏于肝脏中，因此动物的肝脏中维生素A的含量很高，其中鱼肝油中含量极为丰富，奶油与蛋黄中也富含维生素A。

（3）维生素C

维生素C是一种多功能维生素，与体内许多重要的代谢，特别是同维持结缔组织正常代谢有密切关系。它对骨代谢的作用是促进成骨细胞合成胶原纤维，构成骨有机质的主要成分。它能合成骨基质中的羟脯氨酸，在肠道与钙结合成抗坏血酸钙，有助于钙的吸收，加速骨的形成。人类本身不能合成维生素C，需要依靠外源性的维生素C不断补充。维生素C存在于新鲜的蔬菜与某些水果中。一般成人每日需要量为20～30 mg，妊娠期与哺乳期妇女需要量增加，一般可增加至60～80 mg。维生素C是水溶性维生素，容易被肠道吸收，但食物中的维生素C性质极不稳定，在贮藏、腌渍或烹调过程中极易遭到破坏，应加以注意。

（4）镁

镁是自然界中的一种活泼元素，是人体内不可缺少的元素之一，具有广泛而重要的生理功能，参与体内的多种代谢过程。镁是骨盐的组成部分，对骨骼的生成和吸收均有影响。人体中镁含量为20～30 g，其中60%集中于骨、牙齿。人体对镁与钙的吸收有一定的相互协同作用，当镁吸收增加时，钙的吸收也相应增加。血液中镁离子的浓度还能调节甲状旁腺的分泌功能，当血镁减低，出现低镁血症时，甲状旁腺激素分泌增加，骨的吸收增强。同时由于缺镁，体内蛋白质、脂肪合成减少，钙的吸收不足，使骨骼生长所需的原料不足，从而使骨的生长发育发生障碍。缺镁会造成肌肉内的代谢发生障碍，肌肉功能减退，使骨骼受到的机械刺激较少，骨的生长受到抑制。缺镁还会使肠道的蠕动功能减弱，引起胃酸减少、食欲减退，营养物质吸收不足，使骨的生长受到影响。上述多种因素相互作用的结果是机体长期低镁，骨的吸收增强，骨的形成减弱，从而导致骨质疏松症的发生。镁的日均摄取量应为300 mg以上，并尽可能将摄取镁与钙的比例保持在1∶2，这样对保持骨健康十分有利。镁含量较高的食品有海带、大豆、小鱼干、腰果、黄豆、黑芝麻、松子仁、可可、花生、扁豆等。

（5）锰

锰元素是人体必需的微量元素之一，人体内含量为12～20 mg。锰元素在体内分布较广，但在骨骼、肝脏和肾脏中含量较高。锰作为酶反应的辅助因子，参与体内多种酶的代谢过程，起着激活剂的作用。锰能促进骨细胞的钙化过程，促进铜和某些维生素的利用，增加蛋白质的代谢活动，帮助维生素D吸收和利用。锰的这些作用在防治骨质疏松症方面具有重要意义。锰缺乏可以导致骨基质中多糖的合成尤其是硫酸软骨素的合成受到抑制，从而引发骨质疏松症。人体每日对锰的需求量较小（需补充4～5 mg），因此通过进食补充是一种明智的选择。含锰较多的食物有黄豆、黑芝麻、黑木耳、紫菜、香菇、松子仁、核桃仁、板栗、莲子等。对患有胃肠疾病、长期饮食消化不良的患者采用饮食疗法补充锰元素时，最好与调整机体肠胃功能一起进行。

（6）氟

氟作为人体必需微量元素之一，在人体牙齿和骨骼的生长、发育和骨的矿化过程中都需要氟的参与。适量的氟摄入可以刺激成骨细胞活性，增加骨形成，有利于钙、磷在骨中等沉积，增加骨的强度。当骨中氟含量减少时，骨骼中的钙、磷沉积不足有可能引发骨质疏松症。但要提醒的是，摄入过量的氟可能会引起氟中毒。过量的氟可以干扰体内的钙、磷代谢，破坏骨组织中磷灰石结晶的结构，使羟灰石转变成氟磷灰石（即氟化钙）沉积于骨，形成氟骨症。人体对氟的需要量为每日1.8 mg。氟的主要来源是食物，如乳制品、肉类、禽蛋、谷类、水果与蔬菜等。

（7）铜

铜是骨基质中赖氨酰羧化酶的辅助因子，铜缺乏时，成骨细胞和赖氨酸氧化酶活性降低，会引起骨胶原分子内交联活动受限，骨胶原形成发生障碍，其结构及功能异常，从而影响骨矿物质沉积，骨强度降低，导致骨质疏松症。正常成人每天摄入量为2～3 mg。动物的肝脏、鱼类、乳类、禽蛋、肉类及蔬菜中含有较多的铜。

（8）锌

锌元素在体内发挥的主要生理功能是参与酶的构成，作为机体内许多酶的辅助因子，锌在骨骼的生长发育过程中起着重要的作用。锌缺乏可以影响骨细胞增生、分化，使成骨细胞数量减少，活性降低，从而影响骨形成。锌作为骨碱性磷酸酶和碳酸酐酶的辅助因子，还参与骨的矿化和吸收活动，当锌元素缺乏时，这两种酶的活性降低，使焦磷酸盐不能有效地被水解，从而影响骨矿物质沉积。锌缺乏还可能导致骨基质中氨基多糖代谢障碍，使骨质的矿化进一步受阻，引发骨质疏松症。我国营养学会推荐不同年龄人群每日锌的供给量为：成人为15 mg，1～9岁儿童为10 mg，孕期及哺乳期妇女为20 mg。肉类与豆类是膳食锌的主要来源。

（二）营养疗法的原则

1. 讲究平衡膳食

平衡膳食是指日常膳食中所含的营养素，包括蛋白质、糖类、脂肪、维生素、无机盐、水、膳食纤维等，必须做到种类齐全、数量充足、比例适当，既不过多，又不缺乏，以达到满足人体的正常生理需要，是维护身体健康的物质基础。平衡膳食的具体要求如下。

（1）保证适量的蛋白质，每人每日按每千克体重计算，应食用1.0～1.5 g蛋白质，占总热能的15%，其中优质蛋白质（动物蛋白和大豆蛋白）应占蛋白质总量的40%～50%。蛋白质过多或过少都不利于骨健康。

（2）低脂肪，占总热量的20%～25%，而且以植物油为主。脂肪摄入量不足，则热能供给不足，又会影响脂溶性维生素的吸收，导致骨质疏松症。如果膳食中摄取过量的脂肪，可导致游离的脂肪酸过多，它可与钙结合成不溶性的钙皂，从粪便中排出，从而影响钙的吸收，影响骨的正常代谢。

（3）糖类以谷物为主，尽量少食用甜食。老年人对糖耐受力差，大量甜食容易引起腹胀、反酸，影响食欲，容易引起营养素之间的平衡，也是影响骨代谢的因素之一。

（4）丰富的钙和维生素。通过膳食摄入足够量的钙和维生素，对防治骨质疏松症具有极为重要的意义。

（5）足够量的膳食纤维。膳食纤维是人体不可缺少的营养物质，具有改善血糖代谢、刺激肠道蠕动、降低血胆固醇浓度等特殊作用，对身体健康大有益处。但过多的纤维摄入则可使钙、铁、锌等无机盐的吸收减少，也可导致骨质疏松症。

（6）低盐。每日食盐量应在5 g以下。饮食中的食盐摄入过多会导致血钠升高，血钠过高不仅是高血压、冠心病的诱因，而且可增加尿钙的排出，血钙水平降低，影响骨代谢。

（7）充足的水分。有利于营养素的吸收和废物的排泄。

2. 科学安排一日三餐

餐次和间隔时间：一般都是一日三餐，两餐之间间隔5～6 h。这种膳食安排符合人体生理功能。还可以根据具体情况，实行一日四餐，两餐之间间隔4～5 h，这种安排对于年老体弱者是最佳的用餐制度。

各餐食物分配：一般按“早、晚餐少，午餐多”的原则分配。用热量计算，早、晚餐各占全天总热量的30%，午餐占40%，这种分配既符合人体生理需要，又适应日常工作要求。

3. 合理烹调食品

钙是防治骨质疏松症不可缺少的营养素，合理的食物烹调方法能减少食物中钙的丢失，增加钙吸收。

尽量吃新鲜蔬菜，缩短新鲜蔬菜贮备时间，减少营养素的损失。切菜时不要切得太细，以减少过多的暴露面，从而减少钙、磷的损失。

尽可能保留食物的外皮，可以采用消毒液浸泡或毛刷刷洗的方法进行清洁和消毒，以保留住食物果皮中所含的矿物质。

烹调时间越短越好，以避免钙、磷的流失。尽量使用类似高压锅、微波炉的烹调工具缩短烹饪时间，也可达到减少矿物质丢失的效果。

避免将含草酸的食物如菠菜与含钙丰富的豆腐、牛奶一同烹饪和食用。因为草酸和钙会形成不易被吸收的草酸钙，从而影响钙的吸收。

加工冰冻食品时最好不要进行预先解冻，以免矿物质随着解冻汁液流失。故食物在冷冻前应洗净包装，冷冻时间不要过长。大多数罐头食品的罐头液中含有较多的矿物质，勿随意丢弃。

牛奶应避光存放，防止牛奶中的维生素被破坏。加热牛奶时应不断地搅动，以免牛奶中的磷酸钙沉积。不要过度加热牛奶，以免破坏其中的酵素，妨碍钙的吸收。

一些肉类或鱼类可以连骨烹饪和食用，在制作带骨头食物时可加适量的醋，使骨质中的钙释出，帮助机体吸收。

大米食用时要少洗少搓，不要随意丢弃米汤，面食加工时要少加碱或不加碱。

（三）合理营养结构的搭建

（1）多摄入天然富钙食品。牛奶被推荐为自然食物中最好的钙源，它含钙丰富，易被人体吸收，其他营养成分也极丰富，建议每日饮用500 mL牛奶，对防治骨质疏松症非常有益。普通牛奶中含有饱和脂肪酸，摄入过多会增加胆固醇水平，有动脉硬化或害怕肥胖的人，最好饮用脱脂牛奶。不能耐受牛奶中含有的乳糖者，应少喝纯牛奶，改用酸奶等奶制品。饮用牛奶时应同时吃些点心或食物，以增加牛奶在肠胃道停留的时间，有利于吸收。

（2）注意膳食中适当的钙磷比例。儿童以2∶1为宜，成人以1∶1或1∶2为宜。牛奶、冰激凌、酸奶、虾和鱼中含有理想的钙、磷比值，又是钙、磷的丰富来源，应多食用。肉和禽类是磷的优质来源。绿叶菜是钙的良好来源，为此把肉和绿叶菜合理配餐，就能得到理想的钙、磷比值，又有足够的钙、磷。

（3）食物中应保持足够量的维生素D。这是保证钙、磷能被吸收利用的必备条件。如可在牛奶中加入适量的维生素A、维生素D，成为复合奶，其中的钙能更好地被人体吸收。

（4）避免以未经发酵制成的面包为主食。因其中含有一种植物碳水化合物，可与其他食物中的钙、锌结合形成难以分解吸收的化合物。

（5）主食粗细搭配。做到主食粗细搭配，以增进钙的摄入和吸收。动物性食物与植物性食物要合理搭配，能够提高营养素的营养价值。

（6）在合理膳食的同时，增加适当的体育锻炼，保证适当量的光照，有利于食物中钙的吸收与利用。

（7）临睡前喝杯牛奶或吃点小鱼干等高钙食品，可以改善夜间出现的低血钙现象，阻断体内动用骨钙，而且钙还有镇静作用，有助于睡眠。

（8）保证与骨代谢有关维生素和必需微量元素的适量摄入，防止因盲目补充引起中毒。

（9）不吸烟、少饮酒、少喝咖啡和碳酸饮料，合理饮茶，有利于钙的吸收利用，保持骨健康。

第二节 关节疾病疼痛的护理

一、颈椎病

（一）定义

颈椎病又称“颈椎综合征”，是颈椎椎间盘、椎体、椎间关节退行性变从而产生一系列临床症状的疾病。颈椎病是临床常见病，好发于中老年人。随着现代日常工作习惯的改变，长时间看电脑、手机等和不良姿势等行为促使发病逐渐趋于年轻化。典型症状为颈、肩背疼痛，颈部僵硬或头痛，头晕或上肢麻木疼痛等。

（二）护理

1. 卧床休息

保持正确的睡姿，保持颈椎处于自然伸直状态使颈部肌肉放松，缓解压迫和疼痛。选取合适的枕头，仰卧时，枕头要垫在颈肩部位，颈部不应悬空。侧卧时，枕头应与肩部同一高度，防止颈部扭曲。不宜采用俯卧位。

2. 颌枕吊带牵引护理

牵引前耐心向患者宣教，使其配合牵引；牵引时应根据患者的情况及耐受度循序渐进；吊带固定位置正确；牵引物应有规范的重量单位标准，牵引绳应光滑、结实、无伸缩性；牵引期间注意观察下颌部、枕后及耳郭等部位的皮肤情况，防止压疮；持续头部牵引者在翻身时需保持头、颈、躯体在同一轴线上，以免加重病情。牵引过程中询问患者有无不适感。

3. 颈部支具固定的护理

颈部支具有颈托、围领和支架。颈部支具固定对减轻颈部疼痛有良好的效果。使用前应向患者做解释工作，使患者配合治疗及护理，向患者介绍支具的作用、目的及指导佩戴方法，克服急躁情绪，树立信心；颈部支具固定时应松紧恰当，密切观察患者呼吸及不适症状，尤其是老年人，应保持颈部舒适。注意皮肤情况，避免发生压疮。

4. 物理治疗的护理

如理疗、推拿、针灸等治疗对多数患者有治疗作用。热疗法、光疗法、微波疗法在使用过程中应避免烫伤。

5. 家庭疗法

保持良好的生活习惯，纠正不良姿势，制订运动计划等。

6. 药物治疗

应在医生的指导下使用，有不良反应及时与医生沟通。

7. 心理护理

向患者做健康教育，让患者充分了解病情，取得患者配合，缓解患者心理压力，帮助患者树立康复信心。

二、肩周炎（冻结肩）

（一）疼痛原因

肩周炎好发于45～60岁中老年，其病理基础是肩关节周围肌腱纤维的退行性病变及无菌性坏死，病变累及关节囊及滑囊，并出现钙化，晚期引起关节软骨的变性，最终出现骨关节病变。

（二）健康教育和护理

1. 功能锻炼

（1）立位，两手握体操棒，两臂用力经前、经后上举，或平握做前、左、右反复摆动。

（2）立位，患臂屈肘，反复用掌心摸背或手背摸背。

（3）立位，两臂、肩侧屈，两手手指交叉相握置于颈后，尽量使肘向后引，反复进行。

（4）立位，面向墙，用患侧手扶墙，逐渐向上伸。

（5）立位，拉滑轮活动肩关节或用手转动车轮活动肩关节。

2. 关节镜术后

（1）第1阶段（术后0～4周）：术后第2天即开始患肢钟摆样运动和患肩周围肌肉的等长收缩，逐渐进行90°以内的肩前屈和外展活动。

（2）第2阶段（术后4～8周）：恢复肩前屈、外展、外旋、内旋活动度，逐步完成过顶动作。

（3）第3阶段（术后8～12周）：巩固肩前屈、外展、外旋、内旋的肌力练习，术后12周基本可恢复正常生活和运动。

三、腰背及臀区疼痛

腰背及臀部疼痛主要包括腰椎间盘突出症、腰椎管狭窄、腰肌劳损和尾骨痛。

（一）体位护理

1. 绝对卧床

卧床休息是治疗腰椎间盘突出症，特别是早期腰椎间盘突出症的重要措施之一。急性期患者要求绝对卧硬板床，严禁采取坐位和下床活动，因为卧床可以减轻体重和外来负荷对椎间盘的压力，进食及大小便时，不得坐起和站立。床面的高度以患者坐起时脚可着地为宜。

2. 侧卧位

当急性期完全过后，脊柱右旋者行左侧卧位，脊柱左旋者行右侧卧位，这种卧位在非急性期对加速脊柱的恢复有很大的促进作用。休息和活动是护理腰背臀区疼痛患者的两个方面，应动静结合，防止肌肉无力和失用性萎缩。

3. 活动方法

患者病情稳定后允许其下床活动，但要掌握正确的上下床法，可避免人为破坏脊柱的平衡。上、下时患者动作宜慢，保持腰椎稳定。下床活动时要佩戴腰围保护，佩戴的腰围松紧以能伸入一指、不影响呼吸为宜。正确使用腰围，能有效减轻腰肌负担。佩戴腰围的时间以4～6周为宜，最长不应超过3个月，以免肌肉萎缩。

（二）牵引的护理

骨盆牵引多用于治疗腰腿痛、腰椎间盘突出症及坐骨神经痛等。牵引法分为骨盆持续牵引法，大重力牵引法和牵引床牵引。牵引前应给予患者健康宣教，取得患者配合，牵引用物使用前应检查完好性，保证操作安全。根据患者情况选择合适的牵引方法，牵引力应循序渐进，牵引过程中应询问患者有无不适症状。

（三）支具的护理

对某些疼痛患者，长期卧床或术后准备下床活动时，用支具保护有一定帮助作用，但卧床后即应去除；支具尽可能不直接与皮肤接触，支具与皮肤间应该用针织品隔开，且针织品应经常洗涤，保持洁净；支具压于骨突处或支具边缘皮肤要保持清洁，经常擦洗，以免摩擦、挤压而引起局部皮肤损害、感染。

（四）推拿按摩的护理

推拿按摩是一种有效的物理疗法，应请经验丰富的专业人员指导，注意整体治疗，筋骨并重，标本兼治，动静结合，因人施治，恰到好处。腰区疼痛的自我推拿法具有很多优点，可根据自我感受掌握部位和程度，并激发主观效能，不依靠他人，不受环境和条件的限制，具有独到的疗效。可教会患者练习操作，但应掌握要领，循序渐进，不可急躁冒进。

（五）封闭疗法的护理

封闭疗法可将最有效的药物在最短时间内送至最需要的病灶处，达到迅速镇痛的目的，对急、慢性疼痛具有显著疗效。在进行封闭治疗前，应认真准备各种药品并做好麻醉药物皮肤试验，选择合适的注射针头、器械及急救药物。向患者做好解释工作，使其充分理解治疗的意义，解除顾虑，以取得密切配合。帮助患者采取舒适的卧位，排空小便。进行注射时，应注意防止药液误入血管或蛛网膜下隙。注射完毕后，一般须卧床15 min，观察有无不良反应，并做好详细记录。

（六）功能锻炼

腰腿痛患者由于长期卧床及缺乏锻炼，其腰部肌肉和韧带的柔韧性及力量均较差，这既是导致部分后遗症的病因，也是疾病复发的危险因素。故恢复期应进行腰背肌的功能锻炼，目的是预防患者因长期卧床导致的肌肉萎缩。

1. 直腿抬高锻炼

主要锻炼腘绳肌和股四头肌。患者平卧于床上，双腿交替抬高、放下，反复进行，抬腿时应尽量使下肢与身体成直角。

2. 侧卧位梨状肌锻炼

患者侧卧于床上，上方的腿抬高，抬腿时应尽量使两腿之间的角度为直角，两腿交替进行。此方法可使下肢的外展肌群和臀区得到锻炼。

3. 仰卧位拱桥式背伸肌锻炼（包括三点式、五点式）

患者仰卧于床上，双足掌、双肘部及后枕部着床，小腿与床垂直用力，使身体其他部分离床拱起像拱桥一样。此方法可使脊柱两侧腰背肌得到锻炼。腰背肌发达，可保护脊柱在受力时降低对椎间盘的挤压。

4. 飞燕点水式背伸肌锻炼

患者俯卧位，使腹部着床，四肢和头部抬起像飞燕一样。锻炼目的同拱桥式。

（七）健康教育

在日常生活和劳动过程中，重视选择符合生物力学功能条件的体位，保持正常的腰椎生理弧度。同时增强体质，提高机体耐力和抵抗力，有规律地进行预防性腰背肌的锻炼，提高肌肉与关节的适应性，延缓腰椎退行性疾病的发生。

四、风湿性疼痛的护理管理

（一）概述

风湿性疾病（rheumatic diseases）是指一大类病因各不相同，但以累及大关节及周围软组织，包括肌肉、滑囊、肌腱神经等为共同点的一组疾病，多以疼痛为主要症状，可出现关节致残和内脏功能衰竭。疼痛既是各种风湿性疾病的主要临床症状，也是导致功能障碍的重要因素。因此，疼痛管理是风湿性疾病护理中的一项重要内容。

（二）专科护理

1. 病情观察

（1）关节症状的观察和护理

观察疼痛发作的前驱症状及全身伴随症状，累及关节的部位、数量，关节肿胀、疼痛和活动度等；观察有无晨僵、晨僵的程度和持续时间，记录并报告医生，帮助明确诊断及了解病变进展。

（2）关节外症状的观察

如出现发热、咳嗽等症状，应考虑肺部感染；如发生肠穿孔、心肌梗死、脑血管意外、咯血等可能为血管炎所致，均提示病情危重，应及时报告医生并遵医嘱及时处理，严密观察病情变化。

2. 疼痛护理

急性期需卧床休息，避免疼痛的诱发因素，如寒冷、潮湿、感染等；观察有无雷诺现象，局部皮肤的颜色、温度，有无皮损、压疮；经常用温水给患者擦浴，保持床单清洁干燥；注意保持关节的功能位，膝关节不要垫高，以免发生屈曲畸形，防止足下垂时可于足底放置护足板。

3. 药物护理

（1）服用NSAIDs的注意事项

①观察患者有无胃部不适、恶心、呕吐、腹泻，并观察患者的大便颜色，以防

消化道出血，餐后服药可以减轻药物对胃肠道的刺激性。

②监测患者的肝、肾功能及血生化检查，如有肝功能异常及白细胞、血小板减少等应停药。

③勿同时应用两种非甾体抗炎药。

④观察有无皮疹、瘙痒等过敏反应，一旦出现应立即停药并多饮水，以减少肾损害。

（2）选用药物的注意事项

尽量选用非酸性药物（萘丁美酮）和选用胃肠道不良反应小的药物（美洛昔康、塞来昔布）等，并辅以胃肠黏膜保护药，如铝碳酸镁片、法莫替丁等。

4. 心理护理

出现疼痛、残疾、药物不良反应时，大部分患者会产生紧张、恐惧、焦虑等负面情绪，要深入了解患者，为其提供疾病知识和心理指导；指导患者采用减轻疼痛的方法，如听音乐、阅读、聊天等，增强患者战胜疾病的信心。

5. 功能锻炼

（1）详细讲解功能锻炼的目的及锻炼方法，让患者学会自我护理。

（2）指导缓解期的患者尽早进行全身和局部的功能锻炼，肢体活动由被动向主动有计划地渐进。

（3）有晨僵时可于起床前先活动按摩四肢关节，使晨僵症状缓解。

（4）根据个人习惯及能力选择锻炼方式及活动度，如太极拳、散步、抬腿弯腰、游泳等，以能承受为限。

五、强直性脊柱炎

（一）定义

强直性脊柱炎（ankylosing spondylitis，AS）是以中轴关节慢性炎症为主，也可累及内脏及其他组织的慢性进展性风湿性疾病。病变主要累及骶髂关节，常发生椎间盘纤维化及其附近的韧带钙化和骨性强直，多发于青年男性。

（二）专科护理

1. 疼痛护理

创造舒适的环境，疼痛较轻者可给予疼痛关节按摩、热敷，适度休息；疼痛较重者应卧床休息，给予理疗或遵医嘱使用止痛药。

2. 晨僵护理

（1）注意睡眠姿势。强直性脊柱炎患者睡觉时，由于疼痛喜欢顺势而卧，导致长时间单一体位，不利于血液循环，因此护理时需提醒患者变化体位缓解晨僵。

（2）早晨醒后，不要急于起床，可在床上轻微活动或揉搓按摩容易发生晨僵的关节部位，改善局部血液循环，起床后再行肢体屈伸、腰背扭转等活动。

（3）日常生活中不要长时间处于同一体位，体位改变时动作要轻缓，以免发生跌倒、骨折等。

3. 用药护理

注意观察疗效和不良反应，如有无胃肠道不适、头晕、头痛、皮疹、血细胞减少、肝肾功能异常等。

4. 饮食及生活护理

给予高蛋白、高维生素、易消化、高钙食品，加强组织修复。如果患者因畸形造成生活自理能力缺陷时，需给予必要的生活护理。

5. 心理护理

强直性脊柱炎患者的心理状态非常复杂，表现为敏感多疑、消极易怒、悲观失望等，应有针对性地实施个体化的心理护理方案。

6. 功能锻炼

（1）指导患者谨慎而不间断地进行功能锻炼，以维持脊柱关节的最佳位置，增强椎旁肌肉力量和肺活量。

（2）站立时应尽量保持挺胸、收腹和双眼平视前方，坐位时也应保持胸部直立，睡眠时应卧硬板床，采用仰卧位，枕头要矮。

（3）减少或避免引起持续性疼痛的体力活动，定期测量身高，防止发生脊柱侧弯。

六、骨性关节炎

（一）定义

骨性关节炎（osteoarthritis，OA）是一种以关节软骨进行性损害、骨质过度增生、僵硬、肥大变形、关节肿痛及活动受限为主要特点的慢性、退行性关节病，常累及膝关节，多发生于中老年人。

（二）专科护理

1. 疼痛护理

急性期需卧床休息，减少活动，症状较轻或无症状者无须特殊处理。避免潮湿、寒冷、多风环境，做好关节部位保暖。为防止关节僵硬，在炎症减轻后可做下蹲活动。穿平跟软底鞋，勿做跳高、跑步等剧烈运动。肥胖者应注意控制体重，以减轻关节负重。

2. 透明质酸钠关节腔内注射护理

注射前消毒注射部位；注射时严格遵守无菌操作原则；注射后2～3 d卧床休息，勿洗澡，以减轻膝关节负重，防止穿刺处感染，如有疼痛反应，可给予非甾体炎药非甾体抗炎药（NSAIDs）口服治疗，缓解疼痛。

3. 服药护理

在医生指导下用药，勿滥用镇痛药、非甾体抗炎药及激素，以防发生不良反应。阿仑膦酸钠应在清晨空腹时以200～300 mL温开水送服，服药后至少30 min方可进食，保证药物的充分吸收。另外，服药后的30 min内应避免平躺，以减少食管刺激或溃疡性食管炎。

4. 心理护理

骨关节炎以老年患者居多，患者入院时，应主动热情地进行入院宣教，帮助其尽快消除陌生感，多与患者交流，将治疗效果好的病例介绍给患者，增强其治疗信心，消除不必要的思想负担。

七、痛风性关节炎

（一）定义

痛风是一组由于嘌呤代谢紊乱所致的疾病。痛风性关节炎多见于40岁以上的男性，临床表现为反复发作的关节炎、高尿酸血症，尿酸盐在软组织、肾脏内沉积形成痛风石。

（二）专科护理

1. 疼痛护理

关节疼痛急性发作时应卧床休息，避免关节负重，抬高患肢，局部冷敷，24 h后可行热敷、理疗、保暖，疼痛缓解后可下床活动。

2. 饮食护理

（1）发作期患者常无食欲，应给予足够的牛奶、鸡蛋，尽可能多地食用水果和蔬菜。食物应尽量选用无嘌呤食物及低嘌呤食物，液体摄入量应在3 000 mL以上，保证每天尿量不少于2 000 mL，以利于尿酸排出。

（2）禁食高嘌呤食物，如肝、肾等动物内脏，水产中的甲鱼、蟹、虾、沙丁鱼、鳝鱼等，花生、蘑菇、菠菜等；多食油菜、白菜、萝卜、瓜类等碱性食物。

（3）控制体重，避免肥胖，限制脂肪及动物蛋白，以植物蛋白为主。

（4）戒烟、戒酒，尤其不能饮用含嘌呤量高的啤酒。

3. 用药护理

（1）使用秋水仙碱应注意观察胃肠道反应，如恶心、呕吐、腹痛、腹泻等，宜短期服用。秋水仙碱的停药指征：疼痛、炎症明显缓解；出现恶心、呕吐、腹泻等；24h内的总量达6 mg，肝、肾功能及血常规指标异常。

（2）非甾体抗炎药：对胃肠道的刺激性较大，消化性溃疡患者慎用。

（3）使用促尿酸排泄药期间应服用碱性药物（如碳酸氢钠、碱性合剂），并大量饮水，增加尿量。

（4）服用别嘌醇的患者需观察有无胃肠道反应、皮疹、药物热、骨髓抑制等不良反应，定期检查肝肾功能、血常规。

4. 心理护理

及时解答患者的各种疑问，向患者耐心细致地解释痛风的病因、病程特点、治疗原则等，尽可能地消除患者的恐惧和误解，通过帮助患者认识疾病，指导其正确面对，使其保持心情愉快，积极配合治疗。

八、骨质疏松症

（一）定义

骨质疏松症（osteoporosis，OP）是一种以单位骨量减少和组织细微结构退变为特征，并导致骨脆性增加、骨密度降低，易于骨折的全身代谢性疾病，其特点是骨矿物质和骨基质呈等比例减少。

（二）专科护理

（1）疼痛护理。全面评估疼痛的部位、性质、程度，询问有无感觉异常，如刺痛、麻木、肌肉痉挛、震颤或不自主动作等。同时注意观察出现疼痛及其他症状的诱发因素、时间、缓解方法等。

疼痛发作时宜卧床休息，缓解期根据疼痛减轻程度，适当增加活动量，腰背部疼痛的患者可使用腰围给予脊柱支持并限制其活动，缓解肌肉痉挛。遵医嘱给予止痛药物，结合热疗以缓解疼痛。

（2）避免跌倒。预防骨折护士应全面评估患者生活和住院环境中的不安全因素，结合患者的自我照顾能力及用药对患者的影响，采取有效的预防跌倒措施。指导患者进行适当运动，变换体位时动作轻缓。

（3）用药护理。让患者了解药物治疗目的，以及用药过程中可能出现的不良反应，应定期检查生化指标及激素水平等，指导患者正确用药。

（4）心理护理。解释该病发生的原因，取得患者及家属的信任，让其积极配合治疗和护理，鼓励患者表达自身感受，并教会其正确的活动方法，有效预防骨折。

参 考 文 献

[1] 伊长松，姜磊，柴萌光. 关节疼痛及功能障碍的康复[M]. 济南：山东科学技术出版社，2019. 09.

[2] 张伟旭. 骨科疾病诊治与新技术应用[M]. 开封：河南大学出版社，2019. 09.

[3] 柴瑞宝. 临床骨与关节疾病诊治与康复[M]. 长春：吉林科学技术出版社，2019. 08.

[4] 闫金峰. 实用骨关节疾病治疗技术[M]. 长春：吉林科学技术出版社，2019. 10.

[5] 吴绪平，镇树清，彭树刚. 肩关节疾病针刀整体松解治疗与康复[M]. 北京：中国医药科技出版社，2019. 06.

[6] 崔树平，汤志刚，王西迅. 膝关节退变性疾病诊疗最新进展[M]. 天津：天津科技翻译出版有限公司，2019. 09.

[7] 罗鸿. 实用骨关节疾病基础和诊疗实践[M]. 天津：天津科学技术出版社，2019. 04.

[8] 陈涛. 临床关节疾病诊断治疗技术[M]. 天津：天津科学技术出版社，2019. 10.

[9] 张宇. 骨与关节疾病治疗规范[M]. 昆明：云南科技出版社，2019. 07.

[10] 王振虎. 常见关节疾病的诊疗与康复[M]. 天津：天津科学技术出版社，2019. 10.

[11] 陈金洪. 骨与关节疾病诊疗新进展[M]. 昆明：云南科技出版社，2019. 11.

[12] 杨君奎. 现代骨关节疾病诊断与治疗[M]. 长春：吉林科学技术出版社，2019. 10.

[13] 王黎明. 现代骨与关节疾病临证指南[M]. 昆明：云南科技出版社，2019. 06.

[14] 贺聚良，袁振超. 髋关节周围肿瘤性疾病[M]. 天津：天津科学技术出版社，2019. 04.

[15] 黄江. 骨与关节手术学[M]. 开封：河南大学出版社，2019. 10.

[16] 李杰. 现代骨与关节疾病临证指南[M]. 天津：天津科学技术出版社，2020. 04.

[17] 吴修辉，孙绪宝，陈元凯. 实用骨科疾病治疗精粹[M]. 北京：中国纺织出版社，2020. 06.

[18] 朱文龙. 骨科疾病诊治与康复训练[M]. 北京：中国纺织出版社，2020. 07.

[19] 杨骏，陈燕玲. 骨科常见疾病康复指导[M]. 上海：同济大学出版社，2020. 05.

[20] 朱定川. 实用临床骨科疾病诊疗学[M]. 沈阳：沈阳出版社，2020. 06.

[21] 宰庆书. 临床骨科疾病诊治基础与进展[M]. 昆明：云南科技出版社，2020. 07.

[22] 丁小萍，彭飞，胡三莲. 骨科疾病康复护理[M]. 上海：上海科学技术出版社，

2021. 01.
[23] 容可，李小六，王天浩. 骨科常见疾病康复评定与治疗手册[M]. 郑州：河南科学技术出版社，2021. 05.
[24] 张宝峰，孙晓娜，胡敬暖. 骨科常见疾病治疗与康复手册[M]. 北京：中国纺织出版社，2021. 06.
[25] 刘宁，徐宁，李贵东. 膝关节疾病的诊断与治疗[M]. 北京：中国纺织出版社，2022. 02.
[26] 李彦林，蔡国锋，王国梁. 骨关节疾病康复运动处方[M]. 昆明：云南科学技术出版社，2022. 07.
[27] 路聊东. 临床骨科疾病诊治技术[M]. 长春：吉林科学技术出版社，2022. 03.
[28] 梁翼，沈海. 膝骨关节炎中西医防治[M]. 成都：四川科学技术出版社，2022. 12.
[29] 朱瑜琪. 骨科疾病穴位注射疗法[M]. 北京：中国中医药出版社；全国百佳图书出版单位，2022. 01.
[30] 张建锋. 骨科疾病临床诊疗与案例分析[M]. 南昌：江西科学技术出版社，2022. 06.
[31] 魏海鹏. 骨科疾病诊疗思维[M]. 长春：吉林科学技术出版社，2022. 05.
[32] 王金玉. 骨关节疾病[M]. 哈尔滨：黑龙江科学技术出版社，2023. 02.
[33] 阎伟，王华军，闫璐. 现代骨与关节疾病中西医治疗[M]. 上海：上海交通大学出版社，2023. 12.
[34] 马文谱. 现代骨与关节疾病处置实践[M]. 广州：世界图书出版广东有限公司，2023. 08.
[35] 何敏. 骨与关节疾病外科诊疗实践[M]. 延吉：延边大学出版社，2023. 11.
[36] 杨彬，孙涛，陈峰. 骨关节疾病中西医诊治与康复[M]. 上海：上海交通大学出版社，2023. 12.
[37] 张长青，陈云丰. 骨关节与运动系统复杂病[M]. 上海：上海交通大学出版社，2023. 01.
[38] 顾光学. 骨科疾病诊治与康复训练[M]. 广州：世界图书出版广东有限公司，2023. 09.
[39] 梁延琛，李岩，宋磊. 骨科疾病诊治与健康教育[M]. 成都：四川科学技术出版社，2023. 05.
[40] 丁建军，姜士刚，张和兴. 骨科常见疾病诊治与处理[M]. 青岛：中国海洋大学出版社，2023. 05.

[41] 刘军，杨伟毅. 膝骨关节炎阶梯治疗和慢病管理[M]. 北京：中国中医药出版社，2023. 06.

[42] 刘琳，张蓉，高岱峰. 骨关节损伤影像诊断一点通[M]. 北京：中国医药科技出版社，2024. 08.

[43] 史明忠，郑鹏. 关节健康管理手册[M]. 长春：吉林科学技术出版社，2024. 05.

[44] 刘得恒. 实用足踝外科疾病诊疗学[M]. 成都：四川科学技术出版社，2024. 07.